U0334921

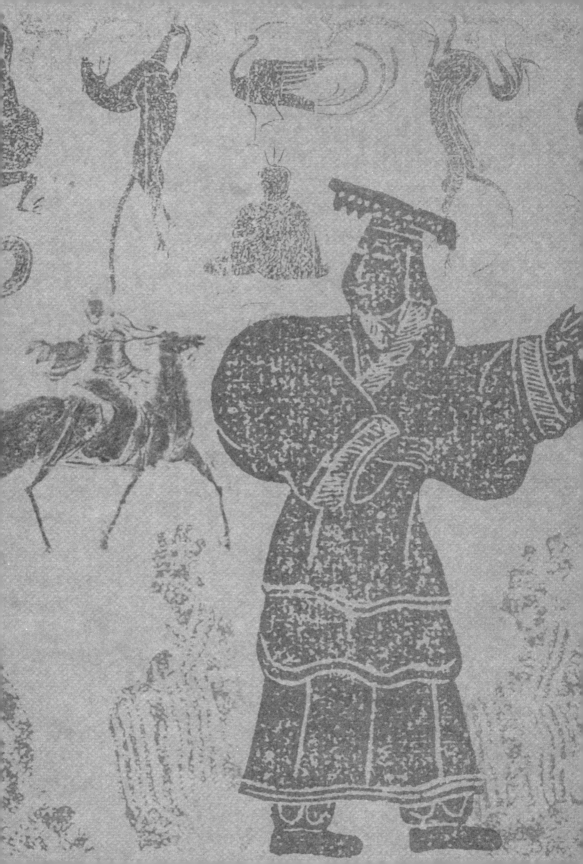

中国古医籍整理丛书

# 秘 传 女 科

## 清·周 震 著

### 王 蕾 洪辉华 刘艳莉 校注

中国中医药出版社

·北 京·

图书在版编目（CIP）数据

秘传女科/（清）周震著；王蕾，洪辉华，刘艳莉校注.—北京：中国中医药出版社，2015.12
（中国古医籍整理丛书）
ISBN 978 – 7 – 5132 – 2994 – 4

Ⅰ.①秘…　Ⅱ.①周…②王…③洪…④刘…　Ⅲ.①中医妇产科学–中国–清代　Ⅳ.①R271

中国版本图书馆 CIP 数据核字（2015）第 296390 号

中 国 中 医 药 出 版 社 出 版
北京市朝阳区北三环东路 28 号易亨大厦 16 层
邮政编码　100013
传真　010 64405750
三河鑫金马印装有限公司印刷
各地新华书店经销
*
开本 710×1000　1/16　印张 8.75　字数 44 千字
2015 年 12 月第 1 版　2015 年 12 月第 1 次印刷
书　号　ISBN 978 – 7 – 5132 – 2994 – 4
*
定价　28.00 元
网址　www.cptcm.com

# 国家中医药管理局
## 中医药古籍保护与利用能力建设项目
### 组织工作委员会

**主 任 委 员** 王国强
**副 主 任 委 员** 王志勇　李大宁
**执 行 主 任 委 员** 曹洪欣　苏钢强　王国辰　欧阳兵
**执行副主任委员** 李　昱　武　东　李秀明　张成博
**委　　　员**

各省市项目组分管领导和主要专家

　　（山东省）武继彪　欧阳兵　张成博　贾青顺
　　（江苏省）吴勉华　周仲瑛　段金廒　胡　烈
　　（上海市）张怀琼　季　光　严世芸　段逸山
　　（福建省）阮诗玮　陈立典　李灿东　纪立金
　　（浙江省）徐伟伟　范永升　柴可群　盛增秀
　　（陕西省）黄立勋　呼　燕　魏少阳　苏荣彪
　　（河南省）夏祖昌　刘文第　韩新峰　许敬生
　　（辽宁省）杨关林　康廷国　石　岩　李德新
　　（四川省）杨殿兴　梁繁荣　余曙光　张　毅

各项目组负责人

　　王振国（山东省）　王旭东（江苏省）　张如青（上海市）
　　李灿东（福建省）　陈勇毅（浙江省）　焦振廉（陕西省）
　　蔡永敏（河南省）　鞠宝兆（辽宁省）　和中浚（四川省）

## 项目专家组

| 顾　问 | 马继兴 | 张灿玾 | 李经纬 | | |
|---|---|---|---|---|---|
| 组　长 | 余瀛鳌 | | | | |
| 成　员 | 李致忠 | 钱超尘 | 段逸山 | 严世芸 | 鲁兆麟 |
| | 郑金生 | 林端宜 | 欧阳兵 | 高文柱 | 柳长华 |
| | 王振国 | 王旭东 | 崔　蒙 | 严季澜 | 黄龙祥 |
| | 陈勇毅 | 张志清 | | | |

## 项目办公室（组织工作委员会办公室）

| 主　任 | 王振国 | 王思成 | | | |
|---|---|---|---|---|---|
| 副主任 | 王振宇 | 刘群峰 | 陈榕虎 | 杨振宁 | 朱毓梅 |
| | 刘更生 | 华中健 | | | |
| 成　员 | 陈丽娜 | 邱岳 | 王庆 | 王鹏 | 王春燕 |
| | 郭瑞华 | 宋咏梅 | 周扬 | 范磊 | 张永泰 |
| | 罗海鹰 | 王爽 | 王捷 | 贺晓路 | 熊智波 |
| 秘　书 | 张丰聪 | | | | |

# 前 言

中医药古籍是传承中华优秀文化的重要载体，也是中医学传承数千年的知识宝库，凝聚着中华民族特有的精神价值、思维方法、生命理论和医疗经验，不仅对于传承中医学术具有重要的历史价值，更是现代中医药科技创新和学术进步的源头和根基。保护和利用好中医药古籍，是弘扬中国优秀传统文化、传承中医学术的必由之路，事关中医药事业发展全局。

1949 年以来，在政府的大力支持和推动下，开展了系统的中医药古籍整理研究。1958 年，国务院科学规划委员会古籍整理出版规划小组在北京成立，负责指导全国的古籍整理出版工作。1982 年，国务院古籍整理出版规划小组召开全国古籍整理出版规划会议，制定了《古籍整理出版规划（1982—1990）》，卫生部先后下达了两批 200 余种中医古籍整理任务，掀起了中医古籍整理研究的新高潮，对中医文化与学术的弘扬、传承和发展，发挥了极其重要的作用，产生了不可估量的深远影响。

2007 年《国务院办公厅关于进一步加强古籍保护工作的意见》明确提出进一步加强古籍整理、出版和研究利用，以及

"保护为主、抢救第一、合理利用、加强管理"的方针。2009年《国务院关于扶持和促进中医药事业发展的若干意见》指出，要"开展中医药古籍普查登记，建立综合信息数据库和珍贵古籍名录，加强整理、出版、研究和利用"。《中医药创新发展规划纲要（2006—2020）》强调继承与创新并重，推动中医药传承与创新发展。

2003～2010年，国家财政多次立项支持中国中医科学院开展针对性中医药古籍抢救保护工作，在中国中医科学院图书馆设立全国唯一的行业古籍保护中心，影印抢救濒危珍本、孤本中医古籍1640余种；整理发布《中国中医古籍总目》；遴选351种孤本收入《中医古籍孤本大全》影印出版；开展了海外中医古籍目录调研和孤本回归工作，收集了11个国家和2个地区137个图书馆的240余种书目，基本摸清流失海外的中医古籍现状，确定国内失传的中医药古籍共有220种，复制出版海外所藏中医药古籍133种。2010年，国家财政部、国家中医药管理局设立"中医药古籍保护与利用能力建设项目"，资助整理400余种中医药古籍，并着眼于加强中医药古籍保护和研究机构建设，培养中医古籍整理研究的后备人才，全面提高中医药古籍保护与利用能力。

在此，国家中医药管理局成立了中医药古籍保护和利用专家组和项目办公室，专家组负责项目指导、咨询、质量把关，项目办公室负责实施过程的统筹协调。专家组成员对古籍整理研究具有丰富的经验，有的专家从事古籍整理研究长达70余年，深知中医药古籍整理研究的重要性、艰巨性与复杂性，履行职责认真务实。专家组从书目确定、版本选择、点校、注释等各方面，为项目实施提供了强有力的专业指导。老一辈专家的学术水平和智慧，是项目成功的重要保证。项目承担单位山东中医药大学、南京中医药大学、上海中医药大学、福建中医药大学、浙江省中医药研究院、陕西省中医药研究院、河南省中医药研究院、辽宁中医药大学、成都中医药大学及所在省市中医药管理部门精心组织，充分发挥区域间互补协作的优势，并得到承担项目出版工作的中国中医药出版社大力配合，全面推进中医药古籍保护与利用网络体系的构建和人才队伍建设，使一批有志于中医学术传承与古籍整理工作的人才凝聚在一起，研究队伍日益壮大，研究水平不断提高。

　　本着"抢救、保护、发掘、利用"的理念，该项目重点选择近60年未曾出版的重要古医籍，综合考虑所选古籍的保护价值、学术价值和实用价值。400余种中医药古籍涵盖了医经、基础理论、诊法、伤寒金匮、温病、本草、方书、内科、外科、女科、儿科、伤科、眼科、咽喉口齿、针灸推拿、养生、医案医话医论、医史、临证综合等门类，跨越唐、宋、金元、明以迄清末。全部古籍均按照项目办公室组织完成的行业标准《中医古籍整理规范》及《中医药古籍整理细则》进行整理校注，绝大多数中医药古籍是第一次校注出版，一批孤本、稿本、抄本更是首次整理面世。对一些重要学术问题的研究成果，则集中收录于各书的"校注说明"或"校注后记"中。

　　"既出书又出人"是本项目追求的目标。近年来，中医药古籍整理工作形势严峻，老一辈逐渐退出，新一代普遍存在整理研究古籍的经验不足、专业思想不坚定等问题，使中医古籍整理面临人才流失严重、青黄不接的局面。通过本项目实施，搭建平台，完善机制，培养队伍，提升能力，经过近5年的建设，锻炼了一批优秀人才，老中青三代齐聚一堂，有效地稳定了研究队伍，为中医药古籍整理工作的开展和中医文化与学术的传承提供必备的知识和人才储备。

本项目的实施与《中国古医籍整理丛书》的出版，对于加强中医药古籍文献研究队伍建设、建立古籍研究平台，提高古籍整理水平均具有积极的推动作用，对弘扬我国优秀传统文化，推进中医药继承创新，进一步发挥中医药服务民众的养生保健与防病治病作用将产生深远影响。

第九届、第十届全国人大常委会副委员长许嘉璐先生，国家卫生计生委副主任、国家中医药管理局局长、中华中医药学会会长王国强先生，我国著名医史文献专家、中国中医科学院马继兴先生在百忙之中为丛书作序，我们深表敬意和感谢。

由于参与校注整理工作的人员较多，水平不一，诸多方面尚未臻完善，希望专家、读者不吝赐教。

国家中医药管理局中医药古籍保护与利用能力建设项目办公室

二〇一四年十二月

# 许序

　　"中医"之名立，迄今不逾百年，所以冠以"中"字者，以别于"洋"与"西"也。慎思之，明辨之，斯名之出，无奈耳，或亦时人不甘泯没而特标其犹在之举也。

　　前此，祖传医术（今世方称为"学"）绵延数千载，救民无数；华夏屡遭时疫，皆仰之以度困厄。中华民族之未如印第安遭染殖民者所携疾病而族灭者，中医之功也。

　　医兴则国兴，国强则医强。百年运衰，岂但国土肢解，五千年文明亦不得全，非遭泯灭，即蒙冤扭曲。西方医学以其捷便速效，始则为传教之利器，继则以"科学"之冕畅行于中华。中医虽为内外所夹击，斥之为蒙昧，为伪医，然四亿同胞衣食不保，得获西医之益者甚寡，中医犹为人民之所赖。虽然，中国医学日益陵替，乃不可免，势使之然也。呜呼！覆巢之下安有完卵？

　　嗣后，国家新生，中医旋即得以重振，与西医并举，探寻结合之路。今也，中华诸多文化，自民俗、礼仪、工艺、戏曲、历史、文学，以至伦理、信仰，皆渐复起，中国医学之兴乃属必然。

迄今中医犹为国家医疗系统之辅，城市尤甚。何哉？盖一则西医赖声、光、电技术而于20世纪发展极速，中医则难见其进。二则国人惊羡西医之"立竿见影"，遂以为其事事胜于中医。然西医已自觉将入绝境：其若干医法正负效应相若，甚或负远逾于正；研究医理者，渐知人乃一整体，心、身非如中世纪所认定为二对立物，且人体亦非宇宙之中心，仅为其一小单位，与宇宙万象万物息息相关。认识至此，其已向中国医学之理念"靠拢"矣，虽彼未必知中国医学何如也。唯其不知中国医理何如，纯由其实践而有所悟，益以证中国之认识人体不为伪，亦不为玄虚。然国人知此趋向者，几人？

国医欲再现宋明清高峰，成国中主流医学，则一须继承，一须创新。继承则必深研原典，激清汰浊，复吸纳西医及我藏、蒙、维、回、苗、彝诸民族医术之精华；创新之道，在于今之科技，既用其器，亦参照其道，反思己之医理，审问之，笃行之，深化之，普及之，于普及中认知人体及环境古今之异，以建成当代国医理论。欲达于斯境，或需百年欤？予恐西医既已醒悟，若加力吸收中医精粹，促中医西医深度结合，形成21世纪之新医学，届时"制高点"将在何方？国人于此转折之机，能不忧虑而奋力乎？

予所谓深研之原典，非指一二习见之书、千古权威之作；就医界整体言之，所传所承自应为医籍之全部。盖后世名医所著，乃其秉诸前人所述，总结终生行医用药经验所得，自当已成今世、后世之要籍。

盛世修典，信然。盖典籍得修，方可言传言承。虽前此50余载已启医籍整理、出版之役，惜旋即中辍。阅20载再兴整理、出版之潮，世所罕见之要籍千余部陆续问世，洋洋大观。

今复有"中医药古籍保护与利用能力建设"之工程，集九省市专家，历经五载，董理出版自唐迄清医籍，都400余种，凡中医之基础医理、伤寒、温病及各科诊治、医案医话、推拿本草，俱涵盖之。

　　噫！璐既知此，能不胜其悦乎？汇集刻印医籍，自古有之，然孰与今世之盛且精也！自今而后，中国医家及患者，得览斯典，当于前人益敬而畏之矣。中华民族之屡经灾难而益蕃，乃至未来之永续，端赖之也，自今以往岂可不后出转精乎？典籍既蜂出矣，余则有望于来者。

　　谨序。

第九届、十届全国人大常委会副委员长

许嘉璐

二〇一四年冬

# 王 序

中医学是中华民族在长期生产生活实践中，在与疾病作斗争中逐步形成并不断丰富发展的医学科学，是中国古代科学的瑰宝，为中华民族的繁衍昌盛作出了巨大贡献，对世界文明进步产生了积极影响。时至今日，中医学作为我国医学的特色和重要医药卫生资源，与西医学相互补充、相互促进、协调发展，共同担负着维护和促进人民健康的任务，已成为我国医药卫生事业的重要特征和显著优势。

中医药古籍在存世的中华古籍中占有相当重要的比重，不仅是中医学术传承数千年最为重要的知识载体，也是中医为中华民族繁衍昌盛发挥重要作用的历史见证。中医药典籍不仅承载着中医的学术经验，而且蕴含着中华民族优秀的思想文化，凝聚着中华民族的聪明智慧，是祖先留给我们的宝贵物质财富和精神财富。加强对中医药古籍的保护与利用，既是中医学发展的需要，也是传承中华文化的迫切要求，更是历史赋予我们的责任。

2010 年，国家中医药管理局启动了中医药古籍保护与利用能力建设项目。这既是传承中医药的重要工程，也是弘扬优秀民族文化的重要举措，不仅能够全面推进中医药的有效继承和创新发展，为维护人民健康做出贡献，也能够彰显中华民族的璀璨文化，为实现中华民族伟大复兴的中国梦作出贡献。

相信这项工作一定能造福当今，嘉惠后世，福泽绵长。

国家卫生与计划生育委员会副主任

国家中医药管理局局长

中华中医药学会会长

王国强

二〇一四年十二月

# 马 序

新中国成立以来，党和国家高度重视中医药事业发展，重视古籍的保护、整理和研究工作。自 1958 年始，国务院先后成立了三届古籍整理出版规划小组，分别由齐燕铭、李一氓、匡亚明担任组长，主持制订了《整理和出版古籍十年规划（1962—1972）》《古籍整理出版规划（1982—1990）》《中国古籍整理出版十年规划和"八五"计划（1991—2000）》等，而第三次规划中医药古籍整理即纳入其中。1982 年 9 月，卫生部下发《1982—1990 年中医古籍整理出版规划》，1983 年 1 月，中医古籍整理出版办公室正式成立，保证了中医古籍整理出版规划的实施。2002 年 2 月，《国家古籍整理出版"十五"（2001—2005）重点规划》经新闻出版署和全国古籍整理出版规划领导小组批准，颁布实施。其后，又陆续制定了国家古籍整理出版"十一五"和"十二五"重点规划。国家财政多次立项支持中国中医科学院开展针对性中医药古籍抢救保护工作，文化部在中国中医科学院图书馆专门设立全国唯一的行业古籍保护中心，国家先后投入中医药古籍保护专项经费超过 3000 万元，影印抢救濒危珍、善、孤本中医古籍 1640 余种，开展了海外中医古籍目录调研和孤本回归工作。2010 年，国家财政部、国家中医药管理局安排国家公共卫生专项资金，设立了"中医药古籍保护与利用能力建设项目"，这是继 1982～1986 年第一批、第二批重要中医药古籍整理之后的又一次大规模古籍整理工程，重点整理新中国成立后未曾出版的重要古籍，目标是形成并普及规范的通行本、传世本。

为保证项目的顺利实施，项目组特别成立了专家组，承担咨询和技术指导，以及古籍出版之前的审定工作。专家组中的许多成员虽逾古稀之年，但老骥伏枥，孜孜不倦，不仅对项目进行宏观指导和质量把关，更重要的是通过古籍整理，以老带新，言传身教，培养一批中医药古籍整理研究的后备人才，促进了中医药古籍保护和研究机构建设，全面提升了我国中医药古籍保护与利用能力。

作为项目组顾问之一，我深感中医药古籍保护、抢救与整理工作的重要性和紧迫性，也深知传承中医药古籍整理经验任重而道远。令人欣慰的是，在项目实施过程中，我看到了老中青三代的紧密衔接，看到了大家的坚持和努力，看到了年轻一代的成长。相信中医药古籍整理工作的将来会越来越好，中医药学的发展会越来越好。

欣喜之余，以是为序。

中国中医科学院研究员

马继兴

二〇一四年十二月

# 校注说明

　　《秘传女科》系清代医家周震著。周震，字慎斋，沙城（今河北张北）人，生卒年不详。周氏擅长儿科与妇科，临证经验丰富。著有《幼科医学指南》和《秘传女科》等书。《秘传女科》凡二卷，主要论述经带胎产诸症方药，但不乏病机及证治分析，所列病证颇为详细，且行文朴实通俗，易于理解运用。书中介绍的许多验方，有一定的临床参考价值。

　　据《中国中医古籍总目》记载：《秘传女科》仅存清光绪四年（1878）周之干校刻本，分别藏于上海中医药大学图书馆、安徽中医药大学图书馆和安徽省图书馆。中国中医科学院图书馆所藏的刘有忠抄本《秘传女科》系同名异书。故以《秘传女科》清光绪四年周之干校刻本为底本进行整理，具体说明如下：

　　1. 采用简体字横排。凡指上下文的"右""左"，径改为"上"下"。

　　2. 原书中异体字、古字、俗字径以规范简化字律齐，不出校记。通假字于首见处出注说明。难字、生僻字酌加注解。

　　3. 原书中凡因刻写致误、因简单笔画致误的明显错别字径改，不出校记。

　　4. 凡底本中有明显脱误衍倒之处，据他本或义理订正，并出校记；无明显证据者，出校存疑。

　　5. 原文中药名字形不规范者，以药名规范字律齐，如"只壳"改"枳壳"，"泽泄"改"泽泻"，不出校记。

　　6. 原书引用他人论述，特别是引用古代文献，每有剪裁省略，凡不失原意者，一般不据他书改动原文；若引文与原意有悖者，出校记说明。

7. 原书中漫漶不清、难以辨认的文字，以虚阙号"□"按字数补入，不出校记。

8. 原书卷前有"濑水沈敬之规香　葛惇裕蓉轩　周之干松坡　葛廷珍玉峰同校"字样，今一并删去。

# 序

　　医之为仁术也，济世之功与良相等。然其书甚博，其理甚微，自轩岐出而有《内经》，谈医者宗之，鲜能穷其奥。卢扁①而下，刘、张、朱、李②各擅专门，非不最称上乘也，而他书之杂出者，纷争聚讼，互有纠驳。执滞者不能会悟贯通，往往辨证不明反重膏肓，致使世有"不服药为中医"之说，不亦深可叹哉！往岁，同人刻慎斋先生《幼科指南》，博雅君子颇许为善。今复得其女科，旧未刊版，精医学者愈曰：婴儿有疾，口不能言，专赖辨证之确；妇女有疾，言难曲尽，更恃审证之明。慎斋之书不标新奇，其述证也详，其分类也备，其用药也中正而不偏。自调经以及胎产，无微不至。据此治妇女之疾，如周行之示，明镜之悬。一切庞杂之书，自今人不欲观。由此而上窥诸大家，其初学之津梁③乎？予然其说，思重刊之而力未逮。友人葛君蓉轩暨弟玉峰、沈君研香、史君次山，以此书之有济于世也，咸乐捐资以成其事。或谓予曰：子不业医，而好刻医书，毋乃多事乎？予曰：习见之书，一览辄怠。凡有新书，譬如初游名胜，必欣然周历，倍觉爽心。况良医济世，良医之书秘而不传，忍乎哉？

　　　　　　　　光绪四年孟秋月后学松坡周之干序于茭南书屋

---

① 卢扁：即扁鹊，又称卢医，因其家住卢国而得名。
② 刘张朱李：刘完素、张从正、朱震亨、李杲。
③ 津梁：渡口和桥梁，亦比喻能起桥梁作用的事物。

# 目 录

# 卷之一

## 月经论

以月言者，一月之行，犹月之亏盈也。经者，言其有常，必三十日为度焉。夫月乃阴之精，其体圆，假日之光以为明，如血本黑，得心之气而红也。夫血者主乎心，生乎脾，贯乎脉，注乎胞，通乎肾，归于肝。经云：二阳之病发心脾，不得曲隐，女子不月。二阳者，阳明，大肠与胃也；曲者，病也。心脾受病故女子不月，是不能隐其曲也。又曰：谷入于胃，脉道乃行，水入于经，其血乃成。又《评热论》曰：月事不来者，胞脉闭也。胞脉者属心，而络于胞中。今气上迫于肺，心气不得下通，故月事不来也。由是观之，月经主于心而生于脾，明矣。心者七情之主，脾者五味之主，脾受病故月经不调，其变百出焉。病之变也。有临行作痛者，气滞血实也芎归芍药汤主之。行后作痛者，气血俱虚也芎归地黄汤主之。来二三点五六点而止者，名漏胎经。二五次者，曰产迟安胎饮加黑蒲黄主之。来一日而止者、二日而止者，血不足也四物汤主之。五六日不止者，血热气虚也三黄汤主之。桃红色者，血虚胃弱也白术茯苓汤主之。紫者，热也二荆栀子汤主之。带白者，气虚夹白带也山药地黄汤主之。如脓腐作臭者，胃湿热注于胞络也平胃骨皮汤主之。如泥色者，亦湿热也二术茯苓汤主之。如黄水者，脾热不成血也连翘白术汤主之。成片成块有热极，有气逆，有迎风寒者，如热极者生苓汤主之，如气逆者乌附汤主之，风寒者桂花汤主之。过期之症有三：有血寒者姜甘汤主之，有气逆者乌附缩砂汤主之，有血枯者加味四物汤主之。不及期之症有二：气虚者人参地黄汤主之，血热者二荆汤主之。血崩者，多因怒气劳心所致，当分有余不足。怒气是有余，经云：阴虚阳搏谓之崩寸脉有余，醋附散主之。劳心是不足，经云：阴在内，阳之守也。是阳不足独参汤主之。有一季一行、一生不行者，是所禀之偏，此亦罕有者也。有病血胎者，俨若怀胎，周身无恙，血聚于胞中而日益大，亦能升降运动，与孕无二，但无手足拳臂之撑，或周年而不生，二岁而不产，遇触发则奔溃。莫御有怀孕而经常行，孕不长大，五六个月不能动，必经住血足，然后生孕也。不生孕育者，月经不调者多。今人见不生育，不审经之调否，便作胎寒，就服热药，乃至血枯精竭矣。亦有经不调而怀孕者，此精神过度，肾气有余也。调经者审之而已。

**芎归芍药汤** 治临行作痛，气滞血实者，未行三日前服至行止。

当归二钱五分　川芎一钱　白芍酒炒，一钱五分　香附二钱　乌药一钱　元胡一钱　桃仁去皮尖，一钱　丹皮五分

水煎，食前服。

**芎归地黄汤** 治行后作痛，气血俱虚者，或腹及腰腿疼痛。每行后服三四剂。服至遇行不痛止。

当归酒洗，三钱　川芎四钱　白术七分　人参五分　熟地酒蒸，一钱二分　甘草三分　杜仲姜汁炒，一钱半　茯苓一钱

煎服。

**三黄汤** 治六七日不止，血热气虚者。行二日服起，每服三四剂。

黄芪一钱　生地酒洗，一钱　熟地酒蒸，一钱五分　人参八分　蒲黄炒黑，一钱　甘草三分　黄芩一钱五分　茯苓一钱　归头身一钱

水煎服。

**加味麦冬汤** 治来多，虚倦无力，腰腿软，饮食减少。

归头身一钱五分　人参一钱　生地一钱五分　熟地一钱五分　黄芪五分　甘草三分　麦冬一钱　黄芩一钱　茯苓一钱　五味子十粒

水煎服。

**加味八物汤** 治来少，血虚气弱者，每服五六剂，行三日起。

当归酒洗，二钱　川芎五分　人参一钱　白芍一钱　熟地酒蒸，一钱五分　白术　白茯苓　黄芪各一钱　甘草四分　陈皮八分

水煎服。

**加味安胎饮**　治漏胎不时，血来三五点，此损伤之故。

归身酒洗，二钱　白术一钱　熟地酒洗，一钱　苏梗一钱　香附醋炒黑，一钱　白茯苓一钱　蒲黄炒黑，一钱　甘草三分　陈皮　黄芩各八分

水煎服。

**白术茯苓汤**　治桃红色者，乃血虚胃弱之故。每行后服三四剂，淡红者同治。

当归二钱　白芍酒炒　白术　白茯苓　神曲　陈皮各一钱　炙草三分　川芎四分　砂仁六分　熟地一钱五分

水煎服。

**二荆栀子汤**　治紫色者，属热，行二日服也，每服三四剂。

黄芩　生地各二钱　白芍一钱五分　甘草五分　荆子一钱　荆芥穗一钱　白茯　栀子各一钱　红花三分

水煎食后服。如黑色者，加蒲黄炒黑一钱。

**山药地黄汤**　治带白者，乃气虚夹白带也，服至愈。

山药　熟地　白术　白茯　半夏　陈皮各一钱　当归一钱五分　升麻　甘草各三分

**平胃骨皮汤**　治经如脓腐作臭者，乃胃中湿热流注胞络也。

苍术米泔制　陈皮　厚朴姜制　甘草　骨皮　生地　连

翘各一钱　白茯　白芍各一钱半

　　食后服。

　　**二术茯苓汤**　治经如泥色，黄黑者。

　　苍术　白术土炒　厚朴姜制　白芍酒炒　茯苓　半夏
连翘　生地　黄芩各一钱　木通　黄连各五分　甘草五分

　　空心服。

　　**连翘白术汤**　治经如黄水者，脾湿也。

　　连翘　白术　白茯　生地　地骨皮各一钱　炙草五分
白芍一钱半　升麻　黄连各三分　山药二钱

　　食远服。

　　**生芩汤**　治成片、成块，热极者，一日一服，服
至愈。

　　生地　黄芩　红花　元胡各一钱　白芍　蒲黄各二钱
甘草　丹皮各五分

　　食远服。

　　**乌附汤**　治气逆成片、成块者，行一日服起至愈。

　　乌药　川芎　陈皮　当归各一钱　香附三钱　桃仁　五
灵脂各二钱　丹皮四分

　　水煎，食远服。

　　**桂花汤**　治风寒成片、成块者，行三日服起至愈。

　　桂枝　花蕊石各八分　紫苏　乌药　元胡　五灵脂
桃仁　陈皮　川芎　当归各一钱　香附二钱　丹皮五分

　　食远服。

**加味四物汤** 治血少过期者，至期服起，服至行。

当归四钱　川芎一钱半　熟地一钱　香附二钱　人参
白茯　陈皮各一钱　甘草三分

**乌附缩砂汤** 治气逆过期者，至期服起，服至行。

乌药一钱　川芎一钱　桃仁一钱　元胡一钱　砂仁五分
香附　当归各三钱　木香五分　陈皮一钱　白茯八分　甘草
三分

**姜桂汤** 治血寒过期者，至期服起，服至行。

干姜煨　川芎　陈皮　元胡　桃仁各一钱　香附二钱
乌药　丹皮　肉桂去皮。各五分

**人参地黄汤** 治气虚不及期者，每服四五剂，行
后服。

人参　生地　熟地　白茯苓　白术　黄芪各一钱　黄
芩一钱半　甘草三分

食前服。

**二荆汤** 治血热不及期者，每服四五剂，行后服。

荆芥　荆子　黄芪　茯苓各一钱　条芩一钱半　生地二
钱五分　甘草五分

**醋附散** 治怒气伤肝，以致血崩者。

香附一味，不拘多少，醋炒黑为细末　紫苏三钱

调服。

**独参汤** 治劳心不足，以致血崩者。

人参一味

煎汤，空心服。

**归附汤** 治数月不来，谓之闭气，忧思所致。

当归酒洗，三钱　香附童便炒，二钱　川芎　丹皮　桃仁
元胡　牛膝酒洗。各一钱　乌药六分

食远服。

**加减四物汤** 治来多不能住者。

川芎　当归　白芍　生地　黄芩　黄连　黄柏　香附
龟板　狗脊

经水先多后少者，血热；先少后多者，肾虚。盖肾主
开合，禁固二便，日久不愈，故渐多，此也肾不司开合之
故。但病后见此症，俱作肾不足施治。

人参　黄芪各七分　白芍一钱　甘草五分　五味　干姜
各四分

不拘时服。

## 调经用药大略

血乃随气而行，气行则行，气止则止，故血病由气病
也。夫血逢热则行，逢寒则凝，逢黑则止。治血须四物
汤，当归、川芎性热，地黄、芍药性寒，寒则收敛，热则
行散。黄芩乃调经之圣药，血寒者酒制之。香附子，妇人
之必用，开郁行气之药，性热而散，童便制之。艾叶，性
热，治小腹之虚寒疼痛而能安胎。当归，活血止血、补血
破血之剂，必用川芎升上达下、行气活血之剂。生地，生

血凉血，熟地补血补肾。白芍，补虚生血而除腹痛。赤芍，破血伐肝而能助脾。干姜，散太阴之寒，除小腹之疼，退产后阴虚之热。枳壳，最治产难，宽胸开气。吴萸，治小腹之疼痛。抚芎，宽郁不可少。木香，调气不可无。沉香，降气能温子宫。苏子，下气行痰。苏叶，驱风散表。苏梗，宽中理气。砂仁，消食开胃而止胎痛。藿香，止呕逐寒。升麻，升清降浊。藁本，升胃气而止巅疼，更治阳明之热。乌药，顺气除肢节之痛。白头仁①，散胃中之郁。气虚当忌三棱、蓬术，血块可消，损元之药。桃仁，活死血，而瘀血之痛可除。红花，活血行经络。丹皮，行血于周身。大黄，推陈致新，瘀血积块可降。山楂，消食开胃而散瘀血。官桂，极热逐寒，活血之药。牛膝，活血去腰膝筋骨之疼。苏木，活血。黄麻②，治疸行血。芝麻茎，活血尤佳。元胡索，理血气之滞痛，调经必用。五灵脂，生除血块之痛，炒止崩中。蒲黄，凉血，炒止胎漏崩中。没药，散血消瘀。槐花，凉血，最治肠风下血。山栀，行胞中之瘀血，诸出血所宜。荆芥，凉血，血晕当用。琥珀，安神，治血驱风。瞿麦，崩中之药。乱发、陈棕，烧止崩中。地榆，涩血。莲房，治崩。韭汁，清胞中之瘀血，治生产之眩晕。童便，活血，劳苦之人当用，烦热虚火可除。调经之药，难以悉品，惟临病

---

① 白头仁：白蔻仁。
② 黄麻：苦麻叶，清热解暑，拔毒消肿。

审症，验药立方，不可简忽。

女子初行经，面黄身热。

紫苏　陈皮　杏仁　甘草　生楂　白术　黄芩各八分

面黄加苍术、半夏，身热加川芎、茯苓。不效宜缓服，不可改方。

妇人经前作痛，气凝血滞，为有余。四物加香附、元胡、红花。经后作痛，气血虚弱，为不足。四物用熟地加干姜、肉桂、人参、甘草。行七八日、十数日不住，宜大补血气，十全大补汤主之。经水色淡过期，当归、干姜、陈皮、肉桂。经紫先期，当归、熟地、白术、麦冬、黄芩。经前作痛，黄芩、白芍、栀子、官桂。经后作痛，归、桂、白术、小茴、干姜。经来一日止，又一日复来，当归、人参、白茯、黄芪、半夏。经来四五日不止，当归、小茴、杜仲、乌药、陈皮。经行四肢麻木，当归、陈皮、芍药、薄荷、羌活。经行脑连头眩，当归、川芎、半夏、茯苓、细辛。经行口吐青珠，当归、干姜、肉桂、砂仁、白术、滑石。经行小便闭塞淋痛，当归、木通、车前、肉桂、白术。经行泄泻，当归、肉桂、赤茯、白芍、木香、藿香。经行感冒，当归、薄荷、川芎、紫苏、桂枝。经行患疟，当归、猪苓、神曲、苍术、柴胡。经行患痢，当归、车前、黄连、枳壳、木香。经行疟痢不分，柴胡、黄连、当归、枳壳、苍术。以上皆用姜、枣煎服。

经后一月不通，浑身潮热疼痛，紫苏、白芷、赤芍、半夏、柴胡、赤茯、薄荷、当归、官桂，姜水煎，热服十贴。脉无孕，加生地、白芍、枳壳；胀闷，加腹皮、槟榔，老酒磨沉香和服。月来血少，无如八珍汤。调理经水，亦八珍汤加香附、元胡、益母草。

**固经丸**　治月来多不止。

酒芩　龟板　白芍各一两　樗根白皮七钱五分　香附童便浸一宿，焙干　黄柏炒褐色。各三钱

蜜为丸。

**活经汤**　调经准可。

当归　槟榔　赤芍　白芷　茱萸　小茴　牛膝　丹皮红花各八分　木香磨，三分　服不效，加木瓜、半夏、元胡。

**柴胡调经汤**　经水鲜红，项筋急，脑痛，脊骨强痛。

归身　炙草　干葛各三分　柴胡七分　藁本　升麻各五分　独活　苍术各一钱　羌活五分　红花少许

水四钟，煎一钟，空心稍热服，微汗而愈。

一妇经水不调，未来作痛，来后作痛，医治一年。身微热，不思饮食，腹中常带不和哑㤪①。此妇富足，多因饮食伤脾。用参苓白术散加木香、砂仁、当归、白芍，米糊丸。二月药完，经调诸病皆退，后生子。

一妇经行腹痛，愈痛而经愈多，甚而至于痛死。此系火搏击，宜行血敛血，令脾能统血。然不兼之以破血，则

---

① 㤪（nǎo 恼）：烦乱。

血不散，无由而止也。用黄芩、芍药所以敛血，而当归、川芎、白术、茯苓行血理脾，益母草破气中之血，元胡索行血中之气，香附开其郁热，虚加人参，理脾则血能统，散火则血可止。调理八珍汤加砂仁、木香、地黄，斟酌用之。

一妇行经作痛作胀，行后又痛又胀，如是者二三年，诸药不效。大便燥，小腹微痛，又微嘈，肝脉弦滑，余皆沉细而缓，此因饮食不节。弦乃脾土不足，滑乃脾有湿痰，乃脾虚血不统也，不足之症。用参苓白术散加木香、砂仁行其滞气，服五贴而痛止，一月而诸病皆退，三月经调，后生二子。

**痛经方**

当归　白芍　白茯各一钱　川芎七分　苍术五分　甘草　元胡索炒　半夏各五分　木香　肉桂各二分

生姜煎服。

经止后作痛，去苍术、元胡，加白术土炒，一钱，人参五分；经后腹痛，去川芎、元胡，加益母草、使君子；小腹痛用赤芍、生地、陈皮、山楂、益母草。

经前腹痛。

酒芍　当归　杜仲盐、姜各炒一次。各一钱　条芩　山栀姜汁炒黑　肉桂　小茴　元胡索炒。各五分

经来不止。

川芎　白术　白茯各八分　当归　白芍各一钱半　生地

元胡　丹皮　香附　麦冬　茜根各一钱　青皮　甘草　升麻各四分

又云：经来不止，乃脾虚不能统血，非崩也。

归身酒洗，一两五钱　白芍酒炒，二两　甘草一两五钱　紫苏七钱　砂仁炒，一两五钱　荆芥穗醋煮过，三两　杜仲盐水炒，三两　川断酒洗　山药炒。各二两　白术生用，一两　白茯一两　木香五钱

蜜丸桐子大，参汤空心下。

经止而复来。

人参五分　蜜芪七分　炙草　当归酒洗。各五分　生白术七分　黑姜三分　杜仲盐水炒，七分　川断酒洗，五分　橘红三分　木香二分

姜、枣煎。

一妇并经四月，大下红，宜补。

人参一钱　黑姜五分　肉桂二分　甘草　紫苏　陈皮各五分　白芍一钱　当归七分　五味十一粒

有痰加半夏，生姜煎服。

一妇经水一年不至。

当归　白芍　半夏各一钱　赤茯　肉桂　元胡炒。各三分　黑姜　木香各二分

一妇痰晕，经行作痛。

半夏一钱二分　陈皮七分　白芍一钱　紫苏五分　干姜肉桂各三分　泽泻　神曲各一钱　青皮三分

生姜煎服。

一妇虚劳，口干舌燥，心神不宁，饱闷头晕，胸背痛，经不调。

人参五分　当归　麦冬各一钱　五味七分　砂仁五分芍药　甘草　陈皮　茯神各五分　枣仁七分

### 又丸方

山药　川断各一两　杜仲盐水炒，二两

阿胶为丸。

一妇生一子，九年不生，经前后皆作痛，白带，六脉迟缓无力。此中气大虚。经行宜服二三帖。

当归　白芍各一钱　紫苏　甘草　元胡　乌药　赤茯各五分　陈皮七分　肉桂　木香各三分

经后去元胡、乌药，加杜仲盐水炒一钱，腹痛加黑姜二分。

### 又丸方

人参　甘草　归身　砂仁　紫苏各一两　山药炒　白术白茯　苡仁　陈皮去白，各二两　白芍楂汁炒，二两半　木香七钱

以紫苏煎汤，神曲打糊为丸。

一妇素劳碌，经半月一至或二十日一至，饮食减少，六脉迟缓，二寸不起。此阳不足而阴乘之，上盛下虚，故不及期而至。

人参五分　蜜芪七分　炙草五分　白术五分　白茯七分

陈皮五分　杜仲盐水炒，一钱　川断酒洗，五分　紫苏二分
黑姜　木香各三分

有痰加半夏一钱，经行作痛加元胡炒三分。

一妇经水二三七不愈，用保元加阿胶、川断、杜仲、艾叶，三四贴即止。

### 又丸方

人参一两　白术切片，水煮一二时，水干，三两　炙草一两
橘红一两三钱　杜仲盐水炒，三两　川断酒洗，二两　白茯二两
白香二钱　紫苏二钱

蜜丸。

### 痛经方

川芎　当归　白芍　乌药　桃仁去尖，九粒　条芩　元
胡　红花　官桂　柴胡　丹皮　白酒酿一杯

水煎服。如痛急，再加生桃仁、生白酒一杯。

### 调经方

炒术心二钱　白茯一钱三分　酒芍二钱二分　酒归一钱二
分　炙草四分　枳壳炒，七分　麦冬去心　天冬酒洗。各一钱二
分　神曲炒，八分　贝母去心，一钱二分　香附童便、酒炒黑色，
二钱　楂肉八分　柴胡去芦，七分　抚芎七分　知母去毛酒炒，
一钱二分

其药依分两照制度，姜片、枣二枚去核，饥时服，在
将来前五日服十贴，后月来再服十贴，无不孕。

**逍遥散**　治经水不调，寒热往来，小腹作痛。

当归　白芍　白术　茯苓　软柴胡　甘草　薄荷

过期来者，血不足也，加红花炒用生血、生用破血、川芎；腹痛者，气不足也，加使君子汤；先期而来者，血热也，多加骨皮、生地、柴胡、黄芩；血色带白者，痰也，加陈皮、半夏；紫色者，血热兼风也，加黄芩、骨皮；如屋漏水者，湿热也，加苍术、厚朴、黄芩。

## 姚省调经方

当归酒洗　川芎　陈皮米泔洗，去白　厚朴　山药　香附童便、酒醋三制　萸肉　丹皮　元胡　黄芩　白茯　白术土炒　枳壳面炒　白芍炒　甘草　生地后期用熟地　白芷　黑姜先期不用此二味

经痛加桂、茴。

妇人月经调，子宫寒，不怀孕者。

官桂五钱　萸肉二两　艾叶三两　香附六两　大川芎三两当归二两　川断一两五钱　黄芪二两　芍药二两　淮地一两，炙，五钱

共为末，醋为丸，醋汤下。

## 又方

火姜半斤，醋浸五日，晒干　附子一个，童便、醋制

为末，醋打陈米糊为丸，米汤下。

妇人面黄无血色者，少血。此方生血、调经、怀孕。

苍术　厚朴　陈皮　甘草各二两　当归　芍药　白术茯苓　黄芪各一两　胡椒二钱半　皂矾四两

共为末，枣肉一斤为丸，空心滚酒下。

妄行错经于口鼻中出者，是火载上气之乱也。宜滋阴降火，顺气调经。

当归　川芎　白芍　生地　黄芩　山栀　丹皮　黄连　白茯　麦冬　陈皮　阿胶　犀角

经行身痛麻痹，寒热头疼，乃触经感冒也，宜加减五积散。如满身痛，头疼，目眩，本方去干姜加羌活、独活、牛膝、姜葱煎服。调方十贴为止。

当归酒洗，五钱　生地三钱　白术炒　柴胡　砂仁　陈皮　川芎　白芍酒洗。各一钱　香附二钱　甘草五分

水煎服。

## 胎前脉例

论曰：何以知妇人有妊？经云：阴搏阳别，谓之有子。此气血调和，阳施阴化也。诊其手少阴脉动，妊子也。手少阴，心经脉也；足少阴，肾经脉也。心主血脉，肾名胞门，子户二脉，按之不绝，法妊娠也。经云：阴搏阳别。搏，近也，阴逼近于下，阳脉出于上也。阴中见阳，乃知阳施阴化，法当有子。又少阴脉动盛者，妊子也。手少阴经属心，主血；足少阴经属肾，主精。精血会交，则有妊也。

寸口脉洪而涩，洪则为气，涩则为血。气动丹田，其形则温。涩在于下，胎冷如冰。阳气胎活，阴气必终。洪则为

气者生，涩则为血者死。欲别阴阳，其下必强。假令阳经蓄血，若怀阴为死胎，阳为蓄血。间妇人双胎，其一独死，其一独生，医为之下其死者，其病则愈。其脉何以别之？师曰：寸口脉卫气平调，荣气舒缓，阳施阴化，精盛有余，阴阳俱盛，故知双躯。今少阳微紧，血则浊凝，经养不调，胎则偏夭。少腹冷满，膝膑疼痛，腰重难起，若不早去，害母失胎。

又法：左手沉实为男，右手浮大为女。左右俱沉实，猥①生二男，俱浮大，生二女。左手尺脉偏大，为男；右手偏大，为女。左右俱大，产二子大者实状也。

又法：左手尺中脉浮大，为男；右手尺中脉沉细，为女。若来而断绝者，则知水月②不利也。

又法：左手尺浮洪者，为男；右手尺浮洪者，为女。两手尺部俱洪者，为二男；俱沉实者，为二女。

妊妇初时，寸口微小，呼吸五至。三月而尺脉数。妊四月，欲知男女者，左疾为男，右疾为女，俱疾生二子。脉滑疾，重以手按。散者，胎已三月也。脉重手按之不散，但不疾滑者，乃五月胎也。妊六七月，脉实大牢强弦紧者生，沉细者死。若暴下水斗余，其胎必倚而堕。此非时孤浆③预下故也，若经自断而有躯，其脉及弦，恐后必大下不成胎也。大下者，大下血也。

---

① 猥（wěi伟）：众，多。
② 水月：疑倒。
③ 孤浆：又名胞浆、胎浆，即羊水。

## 妊娠论解

肝主血兮肺主气，血为荣兮气为卫。阴阳匹配不参差，两脏和通皆类例。血衰气旺总无妊，血旺气衰应有体。肝主血为荣属阴，肺主气为卫属阳配合者是夫妇匹配媾精也，不参差者交美无长短也。

寸微关滑尺带数，流利往来并雀啄，小儿之脉已见形，数月怀耽①犹未觉寸脉微，关脉滑，尺脉带数，及流利雀啄，皆是妊脉闭塞不行，成胎已上之脉。血多气少之脉，是怀小儿之脉已见形状也。

左疾为男右疾女，流利相通连来去，两手关脉大相应，已形亦在前通语左手脉疾为男，右手脉疾为女。及其脉流行滑利相通，去来疾速，或两手关部洪大相应，是其胎已有形状也。

左手带纵两个儿纵者，夫乘妻也，水行乘火，金行乘木，即鬼赋脉也，名曰纵。见在左手，则怀二男，右手横带一双妇横者，妻乘夫也，火行乘水，木行乘金，即所乘脉也，名曰横。见于右手，则怀二女也。左手脉逆生三男逆者，子乘母也，水行乘金，火行乘木，即已生脉也，名曰逆。见于左手，则怀三个男也，右手脉顺怀三女顺者，母乘子也，金行乘水，木行乘火，即生之脉也，名曰顺。见于右手，怀三个女也。

寸关尺部皆相应，一男一女分形症三部大小迟疾相应，是一男一女形症之脉也。谓关前为阳，关后为阴。阴阳相应故云然也。

---

① 怀耽（dān 单）：怀孕。

有时子死母身存，或即母亡存子命二句无辨法。往来三部通流利，滑数相参皆替替。阳实阴虚脉得明，遍满胸膛皆逆气三部通行流利皆替替有力，而滑数是阳实阴虚之脉，主逆气，遍满胸堂而不顺也。右手太阳浮大男，左寸为太阳，其脉浮大，怀男之脉。右手太阴沉细女。右手为太阴，其脉沉细，怀女之脉。诸阳为男诸阴女，指下分明常记取阳脉浮大、疾数、清①实之类，当怀男；阴脉沉细之类，当怀女。三部沉正等无绝，尺内不止真胎妇三部浮沉正真齐等，举按无断绝，及尺内举按按②不住止者怀胎。夫乘妻兮纵气雾雾者，露也。又上下也。谓夫阳气乘妻阴气，二气上下相通，如霡雾、如露润泽，结子之象，妻乘夫兮横气助谓两旁横气相佐助也。子乘母兮逆气参子乘母气，逆行之气相添合也，母乘子兮顺气护母乘子为顺气，以相卫护也。小儿日足胎成聚，身热脉乱无所苦怀儿五个月是数足，胎成就而结聚也。母必身体壮热，脉息燥乱，此非病之苦。因五月胎成，受火积以成乱，故身热脉乱。

汗出不食吐逆时，精神结惫其中住胎受五形精气以成妊，至五月其胎虽成，其气未备，故胎气未安，上冲心胸则汗出不食吐逆，名曰恶阻，俗呼选饭，惟思辛酸之味。滑疾不散胎三月三月名始胎，尚未成像，心血养之，故脉滑疾为少气多血，不散为血气盛也，但疾不散五月母其脉但疾数而不散者，是五个月怀孕之母也。弦紧牢强滑者安，沉细而微归泉路孕妇之脉，宜弦紧牢强滑利

---

① 清：疑作"沉"。

② 按：疑衍。

者为安。若沉而细微，脉与形不相应，故云死也。止寸口脉沉细者不妨，若三部俱沉细与微者，则为凶也。

## 妊妇禁服

虻①斑水蛭及虻虫，乌豆附子配天雄。野葛水银并巴豆，牛膝苡薏与蜈蚣。三稜代赭芫花麝，大戟蛇脱黄雌雄。牙硝芒硝牡丹桂，槐花牵牛皂角同。半夏南星与通草，瞿麦干姜桃仁通。硇砂干漆蟹甲爪，地胆茅根者在中。

## 胎　前

怀孕一月，足厥阴肝脉养之。

川芎　当归　白芍　黄芩　砂仁　茯苓各三钱　陈皮二钱　甘草一钱二分

分作二剂服。

二月，足少阳胆脉养之。

川芎　当归　白术　白茯　甘草　黄芩　熟地　桔梗　枳实　陈皮

三月，手少阴心脉养之。

香附　砂仁　黄芩　甘草　苏梗　茯苓　白术　陈皮

四月，手少阳三焦脉养之。

人参　黄芪　黄芩　阿胶　当归　枳壳　厚朴　陈皮

---

① 虻（yuán 元）：指蝾螈、蜥蜴等。

五月，足太阴脾脉养之。

当归　熟地　白芍　砂仁　黄连　神曲　智仁　人参
甘草

六月，足阳明胃脉养之。

陈皮　藿香　当归　白术　茯苓　参　熟地　神曲
七月，手太阴肺脉养之。

艾叶　当归　白术　砂仁　紫苏　枳壳　知母　川芎
八月，手阳明大肠脉养之。

人参　贝母　厚朴　黄连　木香　甘草　黄柏　泽泻
柴胡　枸杞

九月，足少阴肾脉养之。

当归　枳壳　砂仁　艾叶　麦冬　茯苓　陈皮　甘草
十月，足太阳膀胱脉养之。宜服达生散数贴，胎前十
月之内或有他症，皆胎气所致，宜照病用方用药当可。

白术佐黄芩有安胎之能，胎以血养，血热则妄行，凉
则凝聚。黄芩苦寒凉血，用白术者以其甘温补脾，使脾足
以统血也。且胎依于肾，白术补脾土能生金而金能生水，
有子母相生之道焉。复用芍药之酸以收敛之，甘草以温
之。数味皆安胎之要药也，然其气味皆壅滞，盖气行则生
血，气滞则生火，血得火则溢，故用砂仁使诸气流通而不
滞，且能醒脾也。又用紫苏开豁肺气，使气下行生血而不
流滞于胸膈。若觉胎下坠则用川芎以升之。觉丹田火热，
此肾虚火起，用熟地滋阴以泄之。若腰痛用杜仲以补肾。

觉精神倦怠用人参以补气。

经云：胎前无补，胎后无泻。须斟酌用之。

凡妇有胎不可作虚治，但宜行气，以条芩、白术、甘草、紫苏、砂仁为主方。腹痛加大腹皮。有痰嗳气加陈皮。血虚加当归。胁痛，腹中不和，肝火起，加白芍或青皮酌而用之。堕胎加川芎。恶心加白芷。腰痛加杜仲。见血加川断、艾叶。虚加人参。腹痛去条芩，加吴萸。大便不利重加紫苏。小便不利加泽泻。疟加柴胡。痢去白术、条芩，加木香、黄连。疟疾用柴胡、黄芩、砂仁、紫苏等药，半夏、泽泻引入小便，恐于胎不利。疟痢并作，去紫苏加柴胡、木香、黄连。胎大加黄杨脑二三片。破气破血恐滑其胎。临月滑胎，八珍汤去地黄，人参酌而用之，加紫苏、条芩、砂仁。胎动用艾叶三钱，杜仲一两，续断一两，虚加人参，看病酌用。至四物汤治血之有余，非所以安胎，不宜常用。

孕妇腹痛，觉烦燥有热，白术佐黄芩。胸膈不宽加砂仁，盖能安胃入脾，又能安胎。倘仍不宽快加苏梗。孕妇呕吐，苏梗煎汤调砂仁末服。此前后不可缺者，能下气故也。孕妇用半夏不用泽泻，恐引入小便易以动胎，枳壳走大肠用之无妨。倘遇病急不得已用消痰泄气之药，宜急不宜缓，急则易散，缓则多滞。

## 安胎

人参　白术　甘草　熟地　黄芩　阿胶　芍药

腹痛，砂仁、白芍、紫苏；汗多，黄芩芍药汤加人参；胸膈不利加陈皮、砂仁。

胎前杂症以安胎药为主，照依杂病用一二味可也，不可迁就误事。

胎前胸膈饱闷，腹痛不思饮食。

白术　黄芩　甘草　紫苏　砂仁　陈皮

二服而愈。夹食去黄芩，胃脘痛去白术加栀子。如只腰痛，以杜仲、川断为末，鹿角胶丸，空心酒下，或盐汤下。如胎气不和，胸膈作胀，以砂仁为末，紫苏汤下。

**胎前疟疾**

人参五分　柴胡二钱　黄芩一钱　羌活一钱　豆蔻五分

**又方**

柴胡　黄芩　半夏　甘草　白术　青皮　何首乌

虚加人参。

**胎前痢疾**

黄芩　芍药　枳壳　甘草

胸膈胀闷，加紫苏、陈皮、砂仁；吐红，加栀子；潮热，去枳壳、人参；痰多，加白术；不必理痰嗽，加五味；口干，加麦冬；不睡，加枣仁；心烦，加茯神、员眼肉①；癫痫，加远志、茯苓、枣仁；吐泻，四君子加陈皮、姜汁。血药不宜尽用。头晕，加四物；腰痛，加杜仲、川

---

① 员眼肉：桂圆肉。员，同"圆"。

断、鹿角胶；若里急后重，只用苏梗、杏仁、枳壳，不宜用槟榔。

胎前遍身浮肿，腹大不食，动撮不能，昼夜啼哭，用紫苏饮三服愈。

胎前咳嗽喘急，昼夜不眠，口口言死。

紫苏　干姜　五味　半夏　甘草　枳壳　生姜

煎服，一服而愈。

**痰喘**

生半夏一钱半　干姜三分　五味一钱　肉桂五分

无汗加麻黄三分，枳壳五分，桔梗五分。

先以水煎透，后入药同煎，不可太熟。热服，其喘即止。不用甘草、芍药，欲急不欲缓也。太熟则味厚难行，不太熟则其气劲散。

初孕二月，胎气不和，肚腹膨胀，口吐清水。

紫苏　白术　黄芩各一钱　香附一钱半　藿香　甘草各八分　桂枝二分

姜水煎服，忌生冷。小便不利加赤芍、车前；膨甚加腹皮、枳壳；呕甚加干姜。

五六月胎漏下血并小便紧，用**安胎饮**。

当归　白术　黄芩各二钱　人参三分　藿香六分　熟地　柴胡　紫苏各八分　艾叶廿片

空心服。

七八月，肚腹刺痛，小便漏血，曰漏胎。

黄芩　白术　栀子　甘草　柴胡　灯心　生姜

食前服。

七八月孕妇乳肿痛，名曰哺肉吹，用**清孕汤**。

枳壳　黄芩　栀子　黄柏　生地　白术　甘草　防风

薄荷　王不留行通乳肿，下乳，通血脉，调经　灯心

秘结，加车前子、枳壳；腰痛，加当归、五味各

五分。

孕妇手足肿宜护胎，调母气，节人欲，用**双全散**。

当归　白术　木通　防风　苍术　赤茯　猪苓　桂枝

甘草

一妇远行，胎上冲心而痛，坐卧不安，诸医遂说死

胎，用蓖麻子、麝香贴脐，命在垂死。仆问医：作何症治？

医曰：两尺脉绝，知是死胎。医问仆：作何症治？仆曰：子

悬也，若死胎有辨，面赤舌青子死母活，面青舌赤吐沫者，

母死子活，唇口俱青，母子俱死。今面不赤舌不青，其子未

死，冲心而痛，乃子悬也。以紫苏散十剂，而胎自下矣。

**紫苏饮**

大腹皮　川芎　白芍　紫苏　陈皮　当归各一钱　甘草

五分　生姜三片　葱白七寸

食前服。

孕妇腰痛甚时，常小产者服之立效。

杜仲一两，姜汤煮炒　川断一两

二味共为末，米糊丸白汤下，遂不小产。

孕妇呕吐不食，诸药不能愈者，用乌药为君，沉香次之，人参、甘草又次之，研细，生姜切片约一分厚，粘药咬烂，去姜渣，咽津液，极至丹田。过一时又如前法，三次即愈。

一妇从虾蟆瘟起连泻二日，午前冷汗出，午后寒生则热，不时头晕，口叫耐不过，腹鸣，此痰为火相攻成此症火蒸痰则冷汗出，痰胜火则寒，火胜痰则热也。

白芍　甘草　砂仁　泽泻

**安胎万全神效散**　三月前后，或经恼怒，或行走失跌，损伤胎气，腹痛腰肿，一服即安。虽见血一二日未离宫者，加一剂自安。倘先三四五月内已经小产者，将及前月份，略觉腰骨酸胀，急服一剂安之，过此必定万全。

川芎六分　酒归一钱　炒芍七分　熟地八分，姜汁浸　蜜芪七分　白术一钱　黄芩一钱　砂仁五分　杜仲七分　阿胶六七粒　茯苓七分　甘草三分

胸前作胀，加紫苏、陈皮各六分；白带或红，加地榆一钱，艾叶七分，阿胶多加；见血，加川断一钱，元米百粒。水酒煎，空心服，如痛急即时煎服。

孕妇胸前作热，不食呕吐，此名恶阻。

黄芩　白术　紫苏　茯苓　山栀　甘草　陈皮　山楂　当归　白芍　藿香　砂仁　姜

**病儿方**

厚朴　竹茹　人参各五分　白术一钱　陈皮七分　砂仁三分　干生姜三片

**固胎方** 宜常服。

人参　白芍一钱，酒炒　条芩五分　甘草四分　砂仁五分
陈皮七分　紫苏五分　白术七分，生用　杜仲姜汁炒，一钱
生姜三片

妊妇恶心呕吐不食。

人参　白术　陈皮　白芍各一钱　甘草　砂仁各五分
紫苏　白茯各七分　煨姜

胸不宽，加厚朴三分；如吐恶心，加竹茹五分。

妊妇胎漏不安，用**胶艾汤**。

艾叶　熟地　当归　川芎　炙草　阿胶炒成珠。各五分
黄芪二钱

妊妇咳嗽。

五味十一粒　炙草五分　砂仁二分　白芍一钱　陈皮五分
枳壳三分　紫苏　杏仁各五分　煨姜

妊妇疾多，腰痛咳嗽。

人参五分　陈皮七分　白芍一钱　白术五分　五味子十一
粒　砂仁　紫苏各五分　杜仲　山药炒，各一钱　煨姜

一妇有妊，悲哀太过。经云：悲则气消。用**行气养
血汤**。

人参　紫苏　砂仁　远志　香附　甘草各五分　干葛
山药各一钱　当归七分　陈皮三分　煨姜

一妇有孕三月，忽经大下，腰腹痛，用**安胎饮**。

紫苏　白术　条芩　生甘草　砂仁各五分　白芍　山

药　杜仲　人参各一钱　陈皮三钱　莲肉五个　煨姜

## 又固胎丸

杜仲盐水炒　山药炒　川断酒洗。各四两

共为末。以紫苏一两煎汤一二盅，融化鹿角胶四两为丸，沸汤下。虚，人参汤下。

一妇素落胎，时下有孕，腰痛，脾胃不健，六脉迟细，肺脉独大。

人参　当归　黄芩　紫苏　白术　陈皮各五分　白芍　杜仲盐水炒。各一钱　甘草四分　山药炒七分　煨姜

## 又丸方

杜仲盐水炒　川断盐水浸炒。各四两　人参　砂仁各一两

共为末。用紫苏七钱煎汤，以山药四两打糊为丸，空心白汤下。

妊妇劳碌。

当归酒洗　白芍酒炒。各一钱　炙草五分　紫苏五分　条芩七分　生白术五分　砂仁五分　大腹皮黑豆汤洗，七分　生姜

腰痛，加盐水炒杜仲。

治白带安胎。

白术一钱　茯苓赤白，一钱二分　栀子　陈皮各五分
姜枣煎服。

## 瘦胎方

陈皮去白　杜仲盐水炒　白芍酒炒。各一钱　条芩　生草

砂仁　紫苏各五分

生姜煎服。临产加当归、白茯各一钱，川芎、白术、人参各五分。

白带头痛。

白芍　白芷　半夏　神曲　杜仲姜汁炒　赤茯各一钱
炙草　益智各五分　木香三分　陈皮七分　山药炒，七分
煨姜

食前服。

妊妇饮食如故，烦热不得卧，而反倚息，小便难也，以胞系了戾①不得溺，故致此疾，名曰转胞。但利小便则愈，后二方酌用。

### 加减茯苓散

川芎　当归　白芍　白术　茯苓　陈皮　甘草　香附
升麻君　苦参　滑石　猪苓　泽泻　腹皮　木通　黄芩

### 通淋散

麦冬　通草　滑石　当归　灯心　甘草各五钱　知母
赤茯　黄芩各四钱　人参　川芎各一两　升麻三钱　枳壳三钱

共为末，芦根煎汤服三钱。

东垣曰：胞非转也，由孕妇中气虚弱，不能举胎故。胎压其胞系，用三合探吐法。八物汤加陈皮、半夏，空心服。随以指探喉中，吐出药汁，俟少顷气定，又与一贴。

卷之一

二九

---

① 胞系了戾：《金匮要略》用以解释"转胞"的病理，泛指膀胱排尿功能紊乱。胞系，指溺之系；了戾，缭乱屈曲之意，或作绞纽解。

次早亦然，如此八贴而安。

胎临九月，腰以下腿痛，二尺脉弱，**加减八珍汤**。

当归七分　川芎三分　白芍一钱　茯苓七分　甘草三分
人参　白术　紫苏　砂仁　陈皮各五分　姜

### 临月腹胀满方

人参　砂仁　陈皮各五分　白术　白芍各一钱　茯苓七
分　紫苏　甘草各三分　吴萸一分　生姜

### 临十月顺胎方

当归　白芍　熟地酒洗　白茯各一钱　生白术五分　甘
草三分　川芎　条芩　紫苏　香附童便炒　陈皮去白　腹皮黑
豆洗。各七分　人参三分　生姜一片

食前温服，常要走动，不可便卧。

### 冯履斋达空散

黄芩酒洗　当归酒洗　白芍酒炒　香附便炒　陈皮各一钱
砂仁炒　紫苏各五分　川芎八分　白术一钱半　甘草三分　人
参七分

临月加枳壳。

头痛。

生白术一钱半　黄连生，一分半　陈皮去白，二分　丁香
三分　神曲　藿香各五分　木瓜每两用吴萸二钱，盐五分共煎汤
炒，一钱　煨姜一片

食远服。忌生冷、面食、怒气。

## 又丸方

白术四两　生连　陈皮各四钱　丁香五钱　藿香一两
杜仲盐水炒，二两　归身炒，一两　沉香三钱

淡姜汤调神曲糊丸，空心，淡姜汤下。

## 胎前众疾

胎前众疾要详知，恶阻当从痰火推。胎上冲心胸腹闷，子悬芩术炒山栀。妊娠漏下名漏胎，血热而成或气虚。胎动芎归及胶艾，安胎顺气勿教迟。子淋须觅安荣散，胎水还当用鲤鱼。肿满遍身如水气，但煎防己自宽舒。足跌①浮肿身无恙，绉脚安胎大腹皮。五月已来烦躁甚，子烦知母麦冬医。妊娠腹痛分虚实，寒热温清可辨之。子痫急用羚羊角，儿晕芎归荆芥奇。泄泻砂苍入三白，热烦芩术倍之宜。风寒感冒参苏饮，不解黄龙汤勿疑。胸满本方加枳桔，热而无汗葛根驱。里热甚时罩胎饮，热极谵言解毒施。脉迟四逆理中治，热泻柴芩半夏除。汗吐下温须仔细，安胎为主勿差池。清脾治疟须除半，四兽驱邪却补脾。下痢香连汤有验，胃气止痢补其虚。伤风咳嗽参苏饮，去白加芩杏白皮。便闭不通大腹散，小便不利用冬葵。

芎　当归　白芍　熟地　白术　茯苓　泽泻　条芩

---

① 跌：疑作"趺"。

栀子　麦冬　厚朴　甘草各等分

**子气**　三月成胎之后，两足渐肿至膝，行步艰难，喘闷妨食，状如水肿，至手足指间出黄水。

天仙藤即青木香，洗，藤炒　紫苏　陈皮　香附　乌药

木香　甘草等分

姜水煎。

**子烦**　孕热乘心，则令烦闷；停痰积饮在心腹间，亦令烦；或胎气冲心，亦令烦。

竹茹　防风　黄芩　麦冬各二钱五分　知母　茯苓　茯

神　黄连　陈皮各一钱　人参五分　竹叶

**子满**　气壅喘急，小便不利者是也。

泽泻　桑皮　枳壳　半夏　桔梗　槟榔　木通　赤茯

等分　生姜

**子淋**　小便频数，涩。

麦冬　赤茯　腹皮　木通　甘草等分　竹叶

**又方**　治小便淋漓或不通，下焦有热者。

当归　陈皮　赤茯　槟榔　赤芍　车前　滑石　石韦

炙去毛，等分

**转胞**　妊妇卒然不得小便，因胎长逼近于胞而小便不通也。

冬葵子捣　山栀捣　木通各五钱　滑石五钱，如六七个月可用

空心服。

后二方酌用。东垣用四物汤加人参、白术、半夏、陈皮、生甘草，姜煎，空心服。随以指探喉中，吐出药汁，俟少顷气定，又与一贴，次早亦然，八贴而安。

**又丸方**

白茯　山药　山萸　泽泻　丹皮　生地　官桂

五味为末。

**胎漏**　有孕□仍下血者，属气血虚有热。

当归　川芎　白芍　生地　白术　阿胶　条芩　砂仁炒　香附炒黑，等分　艾叶少许

**鬼胎**　怀鬼胎如抱瓮者。

吴萸　川乌　秦艽　柴胡　姜蚕等分

蜜丸桐子大，每服七十丸，酒下，去恶物即愈。

**探吐法**　妊至六七月间，或因跌扑等事伤动其胎，或胎死腹中恶露下痛不已，口禁欲绝，用此探之。若不损则痛止而子母安，若胎损即下也。

当归二钱　川芎四钱　益母草五钱

水煎好加陈酒一大盅，再煎滚，如人行五里再进一，服后看胎元损，服安胎药一二剂。

**胎动不安**

芎　归　芍　地　芩　术　苏　甘等分

腹痛，加砂仁一钱；血不止，加炒蒲黄、阿胶各一钱。

**达生散**　临十月内服之。

当归　白芍　白术各一钱　人参　紫苏　陈皮各五分
炙草三钱　腹皮一钱半　枳壳一钱　姜

如胎肥气喘加黄杨头七个。春加川芎，夏加黄芩，秋加麦冬，冬加砂仁。气虚加人参、白术；气实倍加香附、陈皮。血虚倍加当归、熟地。性急多怒加柴胡，有热亦加黄芩，食少加砂仁、神曲，渴加麦冬，腹痛加木香，食易饥多加黄杨头，有痰加半夏、黄芩。

受妊之后多病恶阻，由妇本虚，平居又喜怒不节，当风取凉，中脘宿有痰饮，受妊经血既闭，饮食相搏，气不宣通，遂致心下愦闷，头晕眼花，四肢沉重，闻食即吐，嗳食酸物，多卧少起，甚则呕逆不胜目持。宜顺气豁痰导水，宜**加味参橘饮**。

人参一钱　橘红四分　白术　归　厚朴　麦冬　砂仁
藿香　甘草　竹茹

或加干姜少许。

胎动腹痛，其理不一。或因饮食冷热，动风毒物，或因交感摇动。骨节伤犯胞络，其症多呕，气不调和，失此不治，胎动难安。治宜顺气。

鲤鱼皮　川芎　当归　芍　地　阿胶　川断　甘草
再入苎根、生姜。

**加味安胎饮**　治元气不足倦怠，以致胎动不安，或身微热腰痛。

人参二钱　当归　生白术各一钱五分　陈皮　柴苏各四分

黄芩八分　地黄二钱　砂仁　甘草各三分

渴加麦冬一钱，大枣二枚。

一昼夜服二贴方可。

按：固胎要在调母，调母宜按月依经，视其气血虚实调之，庶无堕胎之恶。其或感冒风寒，跌扑损伤，别生异症，又宜按法治之。其机要曰：胎产之病，当从厥阴经论之，毋犯胃气及上二焦，谓之三禁。不可汗、下利大小便。若发汗，如伤寒下早之症，利大便则脉数已动乎脾，利小便则内消津液，胃中枯燥，治法能不犯"三禁"，则荣卫和而寒热止矣。故安胎用桑寄生、阿胶、缩砂之要药。

凡妊娠胎漏经血妄行，此是妊娠成形胎息未实，或因房室惊触、劳役过度动胞胎，或食毒物致子宫虚滑，经水淋漓。若不急治，败血凑心，子母难保，日渐胎干矣。**寄生汤**急宜服之。

当归　川芎　桑寄生　川断　香附　阿胶　人参　茯苓　芍药　甘草　姜

**又主方**　治胎漏下血属气虚者。

生白术　阿胶　条芩　砂仁　香附　糯米

如热加四物汤。

**又主方**　治胎病不安属血虚者。

芎　归　芍　地　黄芪　甘草　黄芩　茯苓　桑寄生生白术　阿胶　黄杨头　生姜

安胎，四物汤加香附、艾叶、砂仁、白术、黄芩、甘草、阿胶、玄米。腰痛加杜仲，下血加地榆，触胎加金银花。

**归源节命汤** 面赤、口干、舌苦、心烦腹胀，盖因乱食各样毒物致百节酸痛，大小便闭。

川芎　当归　白芍　麦冬　白术　甘草　玄米

积食加砂仁、山楂、麦芽。

小便赤色用**大腹皮汤**。

腹皮　枳壳炒　赤茯　甘草

共为末，每服二钱，葱汤下。

小便不利，身恶寒，头晕眼花，水肿，宜**冬葵子散**。

冬葵子二钱　赤茯二钱，为末

每服三钱，米汤下，不拘时，以利为度。如不通，恐是转胞，加发灰少许。如宽中顺气、探吐之法皆不效，转增腹满凑心不能转，通秘用一指探入阴户，拨转胎妊立通，再用**鲤鱼汤**。

茯苓四钱　当归　白术各五钱　赤芍一钱　陈皮少许

每用鲤鱼二尾，不拘大小，洗净水煮，取汤一钟半，入姜七片，煎好和前药空心服，而水自利。如遍身肿，心痛，服之亦效。

胎冷腹胀，两胁虚鸣，脐下冷痛欲泄，小便频数，大便虚滑，此乃胎气既全，子成形质，或食甘甜生冷以致胎冷，子身不安，皮毛冷痛拘急，手足挛拳，致母有此。急用**安胎和气饮**。

诃子煨　白术　良姜　木香　芍药　甘草　陈皮
生姜

心神怔忡，睡梦多惊，两胁膨胀连脐急痛，坐卧不安，气急，此名胎惊。盖因气闷，或为喧呼闷乱，致令胎惊，筋骨伤痛，四大不举，宜服**大圣散**。

川芎　当归　黄芪　茯苓　麦冬各一钱　木通

**半产**　月数未满，乃因脏腑虚微，气衰血弱，病起相感，精血攻冲，侵损荣卫，有伤胞胎，以致胎落，故曰半产。急养新血去瘀血，补虚弱，服补母益子大造丸，则无此患。

人参二钱　黄芪三钱　炙草　赤芍　川芎各一钱　杜仲
白术　阿胶各二钱　木香六分　干姜五分　五味八分

**淋漓**　调理失宜，子脏气虚，由酒色过度，搏其气血，致小便闭漓，下焦有热，名曰子淋，用**安荣散**。

麦冬　木通各一两　炙草　灯心各五钱　人参三钱　细辛
一钱

共为末，每服三钱，麦冬汤下。

一方有滑石、当归、白术、茯苓，名加味安荣散。若小便不禁，用桑螵蛸散。以螵蛸十个为末，每服二钱，空心米汤下。

下痢赤白，由冷物伤脾，辛酸伤胃，冷热不调，胎不安，气血凝滞，下痢频并，肠鸣后重，谷道疼痛，用**蒙姜**

**黄连丸。**

干姜　黄连　砂仁　川芎　阿胶　白术各一两　乳香
枳壳各五钱

为末，盐梅肉一个，入醋糊丸桐子大，每服四十五
丸，白姜汤下。赤甘草汤下方木香五钱。

痢疾腹痛，心下急满，用**当归芍药汤**。

当归　芍药　白术　川芎　茯苓　泽泻各一两

为末，温酒服三钱，忌生冷。

外感风寒，浑身壮热，眼花头晕，因风寒客于脾胃，
伤其荣卫甚，心胸满闷，宜**芎苏散**。

川芎　紫苏　白术　麦冬　陈皮　甘草　干姜　生姜
葱

咳嗽吐痰，心胸满闷，此风邪入肺，宜服**百合散**。

百合　紫菀茸　贝母　芍药　前胡　桔梗　甘草
生姜

病疟，因气血虚弱，脾胃不足，或感风寒，或伤生
冷，转为疟。莫待吐逆，见食不思，卒难调治。急服**驱
邪散**。

良姜　白术　甘草　草果　橘红　藿香　砂仁　茯苓
生姜　大枣

遍身两胁刺痛胀满，因五脏不利，气血伤羸，固食生
冷，发热增寒，唇白目青，筋脉挛束，骨节酸疼，皮毛干
涩，上气喘急，大便不通，呕吐频并。服**平安散**。

厚朴　白术　橘红　藿香　砂仁　茯苓　甘草　薏仁

原木厚朴　生姜各二两　黑姜　陈皮　川芎各三钱　木香二

钱　地黄一钱半　炙草四钱

腮项肿核，此热毒上攻，太阳沉痛，背项拘急，致头晕眼花，若加痰壅，危在片时。急用**消风散**。

石膏　甘菊　防风　荆芥　羚羊角　羌活　川芎　白芷　当归　甘草　细辛　大豆黄卷

煎。

临月，忽两眼不见，头痛目晕，腮浮项肿，不能转动，偶得天冬子饮，获安，间日服。大忌酒、面、一切毒物，并房劳及稍温药。此症因或久居火阁，或厚服衣锦，伏热在内，或服补药、热物太过伤胎，肝脏风壅攻入脑所致。

川芎　当归　白芍　生地　天冬　知母　茺蔚子　防风　五味子　茯苓　羌活　荆芥　生姜

小腹虚胀，因食硬物伤胎。胎既受病，传于脾胃，胃气虚冷，下逼小腹。腰肿痛，大便闭涩，两胁虚鸣，宜温中下气而安。用平胃散。气胸腹满闷，或服乌药、香附、砂仁耗药反加满闷，宜服**散气消闷散**。

人参　白术　川芎　陈皮　木香　紫苏　苓　甘草　姜

腹中不时作痛，小便重坠，间有寒热，此血虚气弱也。服**加味安胎饮**。

人参　白术　川芎　紫苏　当归　甘草　地黄　生姜

面目虚浮，四肢有水气。因脾胃虚久泻，宜利水健脾。用**全生白术散**。

人参　白术　川芎　紫苏　当归　茯苓　甘草　腹皮　姜皮

胎气上攻，心腹胀满作痛。用**顺气安胎饮**。

人参　白术　紫苏　陈皮　甘草　砂仁　川芎　当归　黄芩

气逆加木香。

受胎下血不止，或常出点滴，名曰胎漏。因劳伤气血，或喜食炙煿热物过多所致，服**补中安胎饮**。

人参　白术　地黄　甘草　白芷　黄芩　紫苏　生姜

大忌房事。

倾仆动胎，下血不止，安胎饮一日一贴，急则二贴。

川芎　当归　人参　甘草　陈皮　紫苏　黄芩　地黄　阿胶　白术　艾叶

如感寒头痛，加连须葱四根；腹痛，去艾叶加砂仁连壳用。

心惊胆怯，烦闷不安，名曰子烦，用**竹叶安胎饮**。

人参　白术　当归　陈皮　甘草　川芎　黄芩　枣仁　麦冬　生地　姜　大枣　竹叶

腿膝发肿，气促满闷，或大足趾肿同水，名曰子气，用**加味天仙藤散**。

天仙藤洗，略炒　香附　陈皮　甘草　乌药　木瓜　紫苏　姜皮　白术

虚加人参、当归，脾胃弱宜补中益气汤。

口噤项强，手足挛搐，言语蹇①涩，痰泛壅盛，不省人事，不可作中风治。多因血燥类风，服**加味羚羊散**。

羚羊角　枣仁　苡仁　羌活　独活　加皮　茯神　防风　川芎　杏仁　木香　甘草　姜

虚加人参，痰加竹沥、姜汁，脾胃虚加白术。

小便带血，形体倦，或食煎炙所致。宜清膀胱之火，用**加味逍遥散**。

当归　白芍　白术　茯苓　柴胡　丹皮　栀子　甘草　灯心

脐腹作胀，小便淋闭。

白术　陈皮　半夏　茯苓　甘草　当归　川芎　升麻　柴胡　人参　生地　生姜

咳嗽属风寒，用**宁肺止嗽汤**。

天冬　桔梗　紫苏　知母　甘草

寒嗽加杏仁、桑皮，热嗽加黄芩，痰嗽加竹沥、姜汁，虚嗽加柴胡、冬花，夜嗽多加麻黄，虚损嗽加蒌仁、姜汁、竹沥。心胸不舒加百合、贝母。吐血加犀角、

---

① 蹇（jiǎn 简）：通"謇"，口吃。宋代赞宁《宋高僧传·唐虢州阌乡阿足师传》："后产男，既愚且惷，手足拳挛，语言蹇涩，唯嗜饮食，殆与平人有异。"

生地。

霍乱吐泻，心腹躁痛，二陈加藿香、杏仁、扁豆、木瓜、人参、砂仁、竹沥、生姜、大枣。斑出赤黑色，小便如血，气欲绝，胎欲落，急服**栀子黄芩汤**。

山栀　黄芩　升麻　青黛　豆豉　生地　石膏　杏仁
葱白

九月服**滋阴易产汤**。

川芎　当归　人参　茯苓　甘草　大腹皮　陈皮　白
术　黄芩

头痛眩晕，饱闷嘈杂，酸刺心疼。

当归二钱　白术　黄芩各一钱半　丹参　麦冬　苏梗
川芎各一钱　沉香三分

遍身浮肿，久而不治，临产不救。

白术五钱　白茯　桑皮　葶苈子　郁李仁各一两

水三升煎二升，作三服，小便利即愈。鲤鱼汤亦可治。

胆虚烦闷名子烦。

白茯四两　防风　麦冬各三两　人参五钱

每服四钱，加淡竹叶七片，食前服。不眠，加枣仁一钱。

无故尿血。

龙骨一两　蒲黄炒黑，五钱

共为末，酒调，每服一钱七分。如尿不禁，以白薇、白芍等分为末，食前酒服二钱；如小便不通，赤茯、蜀葵子等分为末，每服五钱，水一钟半，煎至五分，食前服。不愈恐转胞，加髪灰少许。

胎望上撑，不得过，甚至气冷面白将死。此因或泻或冷，下焦虚寒而然也。

附子二分，为末炒盐匀，肉桂三分，乘热罨①脐，立下。

**临月顺胎方**

紫苏　甘草各三分　当归　白芍　白术各一钱　川芎 茯苓　腹皮　陈皮各五分　香附童便炒，六分

姜、枣煎服。

**无忧散**　胞肥临产难生，因身居富厚，食甘肥即卧，致令胎肥蒂固，行动气急，致难生产。七八月前宜服。

当归　白术　白芍　甘草　枳实　乳香　血余　川芎 陈皮　木香

一日三服。

## 临产脉解

欲产之妇脉离经一呼三至曰经，此见阳加于阴。二部一呼一至曰离经，此是阴加于阳。四部也，经者常也，谓脉离常经之处也。脉行日夜，周而复治，亦不在所起之经，再起亦曰"离经"，沉细而滑也同名临产脉沉细而滑，肾脏本脉之形。然肾系胞胎，见此脉

---

①　罨（yǎn 掩）：覆盖。

者亦与离经之脉同。**夜半觉痛应分诞，来日日午定知生**夜半痛，定知来日午时当分娩也。此谓子午相对，正于日时数也。

**身重体热寒可频，舌下之脉黑复青，舌上卷兮兼冰冷，子当死腹中，须遣母归冥**妊妇身体沉重者，胃气绝也。又寒热频并，阳气衰阴气盛也。若舌根下脉见青黑色及舌反卷上冰冷不温者，子母俱死之候。

**面赤舌青当细看，母活子死定应难**面色赤，是荣气流通，母活之候；舌上青色，是妊脉络绝，胎死之候。**唇口俱青沫又出，子母俱死总高判**唇口俱青色者，荣卫气俱绝也。又口中吐出痰沫者，脾胃之气俱绝，子母俱死之候。

**面青舌青沫出频，母死子活定知真，不信若能看验寻，始知贤哲不虚陈**面舌皆青频吐痰沫，其母荣卫肾气俱绝，胎气上逆，子活母死之候。如胎失下者，其子得活。如未下见此候，子母俱死。

## 临产治例

### 快产方

良姜二钱　陈皮　草蔻　茱萸　干姜　生地　急性子①
官桂　红花　苏木　小茴　枳壳　槟榔　莪术各二钱　萝卜子　桃仁　腹皮　母草　香附　紫苏　枳实　厚朴　车前子各三钱　木香　砂仁　豆仁各二钱五分

酒便煎服，如逆产加蒲黄、升麻各二钱。

---

① 急性子：凤仙花科植物凤仙的种子。败毒抗癌，散瘀消肿，破血软坚，消积。

### 临产痛急用方

当归酒洗，三钱　川芎二钱　香附醋炒　枳壳麸炒　腹皮各一钱半　紫苏七分　粉草五分　姜

水酒煎，乘热服，服后将两臂时时抬起。

### 难产

车前子一两　黄葵子五钱　枳壳一钱半　当归五钱　川芎三钱

酒、水各半煎，热服。产妇虚弱不能久立，用布将两胁挂起，须臾易生。

### 难产四子汤

车前一钱　冬葵子　急性子各二钱　胡麻子五钱

酒调热服，补而闻之。

又人参、干姜、肉桂，等分煎服，胎若逆下用盐淦①儿脚心，收生者用手略托，令产妇吸气一口而出。

### 催生丸

兔脑髓一个　麝香三分　乳香三分　母丁香二个

三味共为末，兔髓为丸，阴干，临产酒下一丸。

### 又方

鱼胶炒成珠，五钱　山甲背脊着炒成珠，三钱

共为末，滚酒吃下。莫睡，用布挂胁至生。

① 淦（gàn 干）：涂泥。《说文》："淦，泥也。"段玉裁注："谓涂泥也。"

## 又方

伏龙肝一两　人参　乳香　白芷各二钱五分

共为末，十五岁起，用一钱五分，酒调服。二十岁一钱六分，余一岁加四厘。三十岁三六钱八分，余一岁加四厘。四十岁四四一钱六分，余一岁加四厘。多加反不效。

倒生，择有力者倒立一番再用药。如不下，用蓖麻子捣成饼贴脚心，胎下即急去，恐出子伤。若出，仍用蓖麻饼贴头顶心，即收。或胎撞胸，用人去裹脚踏下，或用黄葵子一百四十粒微炒为末，酒下，或用香油和调服。

## 死胎

伏龙肝一两

甘草汤调服。

胎衣不下，醋调纳脐中。

一妇胎衣不下，医者皆欲取出。一游僧云不可，取恐伤人。用砂仁末，人参汤调服，无参滚水调亦可，一日二三次，服至三四日自烂出，妇无恙。若胎死不下，亦不可取，亦服此，数日自下。

## 下胎方

油榨树枝九钱　厚朴　归尾　滑石　枳壳　生地各八钱
青皮　牛膝

水、酒各半，煎好，入童便一钟。如不产，倍加榨枝。

**金液散**　将产忽然倒生，因不忌口多食，五脏气滞，六腑不和，胎肥，用力太过，胎受惊触。服此，儿自顺生。

血余烧存性，五分　飞生毛腋下者，火煅存性，五分　砂仁五分　公母羊粪烧灰，五分　伏龙肝一钱　铅镕化投水银研为粉，三钱

粽尖为丸，绿豆大，倒流水①服五丸。

### 难产开骨按验方

鱼胶一两

用红绵一尺卷胶，以罐盛贮封固，火煅存性，为末。香油、蜜、酒各半钟，胶末一钱，服之立下，立竿见影。

此方活水②、瘦胎、软骨，横生、逆产、死胎立下。

黄葵花三钱　牡丹心三钱　真芜荑三钱　麝一分　桑牛五厘　巴豆　蓖麻子各半粒

共为末，醋糊丸弹子大，大黄为衣，热酒同香油下。

秘法，临产，子肠先出，以盆盛之，温水温润其肠。令产妇仰卧，以言宽慰其心，却用好醋半杯，新汲水七分，搅匀急噀③母面或母背，每一噀一缩，三噀三缩，肠尽收矣。合用芎、归、参、芪大剂补药，加柴胡、防风之类升之最效。

---

① 倒流水：将水倒于高处再由高处流下的水。
② 水：羊水。
③ 噀（xùn 讯）：含在口中而喷出。

### 催生玄夒方

干姜　良姜　三稜　莪术　香附　陈皮　枳壳　甘草
桃仁　牛膝　木通　猪苓　泽泻　川芎　当归尾　乌药

不低不下者加代赭石煅为末二钱，干漆三钱，酒热
服。

### 催生汤

当归一钱　川芎　枳壳　紫苏　滑石各六分　木通　砂
仁各五分　茯苓七分　甘草三分　益母草三钱

### 开骨丹

端午日，用朱砂、乳香为丸，如芡实大，井花水下一
丸，骨开胎下。

### 横逆

以柘叶煎汤服一碗，少顷不动又进一碗，少顷又进，
连进四五碗。其胎被药气提上，自然身转顺下矣。

凡升提俱从虚处着力，如血脱胎不下者，用芎归汤之
类。此气不上升，阳气下陷也。宜重用参、芪以补之，少
加升、柴之类。东垣云：升阳之剂，助阳尤胜也。如血脱
胎不得下者，血虚也。不必用下胎之药，只用芎、归升血
补血，血旺而胎自下。

## 产后脉

新产之脉缓滑吉，实大弦急死来侵缓滑为气通和，弦急则
多凶。

若得沉重小者吉，忽若坚牢命不停沉重微小者形虚脉虚，故云吉。若坚硬牢实之脉，是脉盛形瘦相反，故命不停。寸口涩固不调者，死凡产后脉涩疾，大小不调匀者，是血衰之脉，必死之候。沉细附骨不绝者，生若重手按之，乃得其脉沉细，附着于骨不断绝有力，此活之兆也。

## 产后治例

产后大补，温暖为主。先当理脾，血药次之。杂症虽多不必治。

产妇小腹满而痛，用益母草、肉桂、木香、元胡，行经作痛亦效。若服丹皮、红花等药而瘀血不下者，只宜温中为主，中气足而血自下。干姜、肉桂，大热可用，大寒亦可用。倘寒热交作，气血两虚也，宜十全大补汤。

## 小 产

小产堕胎，皆由气血虚损，不能荣养胎元而堕。如枝枯则叶落，藤痿则花堕。如七情过甚，内火发动，尤能消物而堕胎也。或伤饥饱，劳后动胎，或房事触动堕胎，或跌扑闪挫动胎。然小产重于大产，大产如瓜熟自落，小产如采瓜断藤，非自然者。盖胎脏伤损，胎损腐烂，然后胎堕。治法宜补虚生肌肉，养脏气生新血，去瘀血为安。如素有堕胎，患者宜预安胎药，否则至期必堕。

胎气不固，堕，四物汤加白术、条芩、砂仁、阿胶、香附、元米汤煎服。

小产去血过多昏愦。

人参　当归　阿胶　荆芥　艾叶

煎服。

小产后腹痛。

川芎　当归　元胡　桃仁　红花　香附　泽兰　山楂

煎服。

产后阴脱宜温中。

人参　肉桂　元胡各一钱　干姜八分　甘草八分

此血得暖则行。调理十全大补。作泻后阴脱，保元汤加干姜，凉药不宜用。咳嗽阴脱，宜补肺，盖肺与大肠相表里也。

产后腹胀理中汤。恶寒加桂，虚弱保元加姜、桂。昏晕不知人，痰盛，以川芎、当归、人参煎汤服，血下则愈。调理十全大补汤。

一妇产后小腹以下至两腿痛不可忍，以绳缚两脚，其痛少可，去绳即痛极，而大便不禁。医以十全大补汤、理中汤，俱不效。询之，孕五月时，惟好食油煎腊肉。遂悟曰：腊肉味厚，胎一去而血路遂闭。用前理中汤七钱，加油腊肉四倍煎服，顿愈。

一产后受湿气，遍身疼痛。以风药治之，遂卧床不起，手足渐细，此产后气血虚，风药愈损其真气也。宜大补气血为主。

人参　黄芪各一钱半　炙草一钱　当归三钱　肉桂一钱汉防己五分

如大便泻，四君子汤加桂、防己。

一产妇腹痛，服败血去瘀之药，小腹愈胀满肿硬，入大腹后，用干姜、肉桂、吴萸、荜茇而愈。一产后三日血止，腹胀痛。用

人参一钱　干姜　肉桂各一钱　吴萸六分

二服，瘀血自行而愈。

一妇年二十岁，产后一月，小腹硬痛，泄泻无度。医言瘀血凝滞，宜行血调气。泻止，反加硬痛。又用阿魏丸，更加胀大而痛，不思饮食，咳嗽身热约二月。召诊，脉左右俱豁大，但有至数。曰身热腹大硬痛，皆脾气虚弱，不得通达。用四君子汤多加干姜、肉桂，少用吴萸。一服反泻，三服诸病皆退。

一妇产后一月，夏月头似所砍样，大汗如水，身热头疼。医曰：虚，用参五钱。一服而痰涎上涌，口不能言。皆怨用参之故，二日不语。请脉曰：体本虚又汗多亡阳，用建中汤加减。

人参二钱　黄芪三钱　桂　白芍各二钱　甘草一钱　木香五分

一服能言，三服而愈。后用十全大补汤而痊。

后有一二月间病者，宜保元四君加姜、桂。腹胀痛血不行，加吴萸少许。有痰不必理痰，大补温暖为主。

产后调理，养血大补为主。虽有杂症，亦末治之。

生后折破尿包，小便不禁。用蜓蚰虫数条，焙干为末一两，每服酒调五分，服完即效。若遗尿不禁，龙骨、文蛤各一两为末，人参汤服。若阴户不闭，十全大补汤加五味以敛之。若子宫不收，补中益气加醋炒芍药、半夏举之。

妇人半产漏下，昏冒不省，瞑目无所知觉。因血暴妄，心去血，神无养。心与包络，心相火也，得血则安，亡血则危。火上炽，令人昏冒，火胜其肺，瞑目不省，血去不镇抚也。若用寒凉之药泻气中之热，是血亏泻气，阴亏泻阳，阴阳俱伤，反成虚劳之病。昏冒不省者，上焦心肺之热也。此无形之热，用寒凉之药驱令下行，不知上焦之病悉属于表，乃阴症也。汗之则愈，下之则死。暴亏气血，生命何在？经云：病气不足，宜补不宜泻。瞑目之症属阴，宜汗不宜下。半产气本不病，血去则心无血养，补而升举之，心得血而养，神不昏矣。今立一方，补血活血，生血益阳，以补手厥阴之不足也。

### 东垣全生活血汤

红花　荆子　细辛各三分　生地夏多加　熟地各一钱藁本　川芎各一钱半　羌活　独活　炙草　防风诸阳既陷，何以知之？血下便知阳陷　柴胡　归身酒洗　干葛各二钱　白芍长麻各二钱

每服五钱，食前水煎，热服。

一产后泄泻吐痢，俱属脾胃虚。

一妇年二十五，产后一月小腹硬痛，哭声昼夜不绝。皆曰血瘕，破血行血不愈。又用三棱莪术阿魏丸，不愈。腹大而高过胸，皆曰死。看其脉缓，此中气不足也。用人参、苍术、白术、干姜、肉桂、吴萸，五贴而痛去一半。再加附子、甘草、茯苓，十剂而愈。

一产三月内腹胀血止，大便不通。用和中散三服，大便通，小便瘀血下。若专腿痛甚者，四物汤加羌活、肉桂各二钱。

乳不至系脾虚不足。

通草二钱　山甲麸炒，一钱　木馒头一个

三味研细末，和猪蹄煮烂，食蹄与汤。再不至，加急性子五分，必效。

一妇年二十五，时常有气痛，遍身走气。后生产，一日后腹痛，遍身亦走气而痛，数日不愈，诸药不效。但其脉豁大无力，恶寒发热。用沉香、木香、良姜、甘草、元胡，共末，酒服，三日愈，服半月永不发。

**产后急服方**

干姜八分　肉桂　炙草　元胡各五分　人参三分　益母草七分，水酒各半煎

如烦躁口渴，加童便一大钟，服三贴。过一二日，再服后方。

当归一钱　川芎五分　白芍酒炒，一钱　熟地一钱　人参五分　白术十分　蜜芪七分，汗多加三分　茯苓七分　炙草五分

肉桂三分

腹痛加干姜五分。食远服。

### 产后酒药方

当归　煨芍药各一两　人参五钱　白茯一两五钱　白术一两　炙草五钱　故纸炒，一两　杜仲盐水炒，一两半　肉桂三钱　生姜五钱　小枣三十个　桃肉十五个

大酒①十五斤浸煮。

产后胸前不宽，脐下冷痛，此中气大虚。

人参　半夏各一钱　赤茯苓　陈皮　黑姜各五分　炙草　细辛各三分　小茴二分　吴萸一分　生姜

产后小腹块攻起痛，遍身筋骨痛，此气血不足也。

半夏一钱　甘草五分　肉桂二分　当归　白芍各七分　干姜五分　紫苏二分　乌药三分　吴萸一分　姜　枣

产后泻。

人参　泔芪②　白茯　杜仲姜汁炒。各一钱　甘草五分　白术七分　陈皮二分　续断炒　干葛各七分　干姜　大枣　生姜

产后一二月，腹中作响，二尺弱，又泻。此中气大虚，上热下寒。

### 温中止泻汤

人参　杜仲各一钱　泔芪　煮术各七分　炙草　陈皮

---

① 大酒：冬腊酿蒸，候夏而出者为大酒。

② 泔（gān 干）芪：米泔制黄芪。

桂　干姜各五分　白茯　故纸各一钱　木香三分　姜　枣

咳嗽加五味十三粒，身热加干葛，痰多加半夏。

产后无乳，不足所致。

人参　甘草各五分　白术　白茯　白芍　当归　黄芪各
七分　肉桂　干葛各三分　姜　枣

产后将半月，忽夜热，天明止，饮食不快。右关脉
弦，恐发疟。用：

人参　白芍各一钱　半夏　泽泻各七分　甘草　肉桂
陈皮　柴胡各五分　干姜三分　生姜　大枣

产后四五十日，天明热，黄昏止。经云：热来去，昼
见夜伏，无火之症。用黄芪建中汤，甘温之药治之。

黄芪七分　人参一钱　甘草五分　白芍一钱　肉桂二分
赤茯一钱　白术五分　柴胡三分　干葛二分　杜仲盐炒，一钱
姜　枣

产后疟。

陈皮　半夏　茯苓各一钱　炙草　丁香各五分　柴胡一
钱　当归七分　泽泻后不用，二钱二贴　生姜一钱

空心服。若不愈加参。

产后筋骨痛。

当归　白芍酒炒　茯苓各一钱　川芎七分　肉桂　炙草
白术各五分　干姜三分　生姜三片

食远热服。

产后劳郁，口干寒热，彻夜不睡，胸前烦躁，常如恼

怒气痛。

山萸　丹皮各五分　山药六分　生地一钱　赤芍七分
桂心二分　泽泻　白茯各五分　生姜

产后左耳后有筋抽痛甚，自立一方服效。

熟地　白茯　泽泻　菖蒲各一钱　山药炒　山萸　丹皮
羌活　龙胆草　荆芥　紫苏各七分　柴胡五分　黄芩二钱
姜

小产后下血不止。

川芎　当归　白芍　阿胶炒，四味补血止血　白术　人
参　黄芪三味补气止血　艾叶　青皮　砂仁　香附四味行气止
血，等分

**乌陈汤**　治产后诸疾，及小腹作痛血不来。

乌药　陈皮　香附三味行气　川芎　当归　白芍三味调
血　甘草和气血

或加桂三分亦可。

**黄芪汤**　治产后虚汗不止。

黄芪　防风　白术三味补血止汗　熟地补虚　牡蛎粉敛
汗，煅　白茯安心　麦冬汗出于心多此清之　炙草各五分　枣

**固经丸**　治产后气血未复，而有房事及劳役伤损，致
血暴崩或淋沥不止。

没药止崩　赤石脂止崩　破故纸补气血劳伤　木贼止月经久
滴。各五钱　附子一个，制，回元阳

共为末，米糊丸，桐子大。每服二十丸，酒下或陈米

汤下。

**归芪汤**　治产后阴脱，调阴户中子宫脱下也。

当归　白芍二味养血　八珍　黄芪　白术　甘草四味补气　升麻上升之药

温服，不收再服。

**当归散**　治阴脱又名癫疝。

当归　白芍二味补阴血　黄芩清肺火。各一两　蟾皮烧存性，理疝痛并阴肿，五两　牡蛎味咸，消肿软坚，二两

共为末。

温酒或米汤下。忌登高举重。

**桃仁膏**　治产后阴脱烦闷。

桃仁治阴痛　五味二味敛虚火去烦闷

二味为末，研桃仁膏拌敷。

**硫黄汤**　产后玉门不敛。

硫黄四两　吴萸一两，二味温援下元虚冷　菟丝子一两，止阴户肿痛并阴户不收

每用四钱，水一碗煎汤，频洗自敛。

**麻仁丸**　治产后大便闭结。

麻仁去壳　大黄二味润烦　枳壳洗大肠火　人参补气　当归补血，各等分

蜜丸桐子大。每服廿丸，白汤下。未通加丸，便润为度。

产后血失多，头晕，用**清魂散**。

当归　川芎各一钱　益母草三钱　泽兰叶八分　荆芥七

分　甘草三分

如脉沉细，加参、童便二三杯，身热加麦冬七分。

产后血块作痛，欲发狂不可当者。

牛膝一两　酒一碗

煎五分，服之立愈。又柿饼酒煎服。又蟹壳焙干为

末，酒下。

产后无乳。

当归二两　黄芪一两　葱白五寸

乳乃气血所成，妇人气血充盛，未尝无乳。凡无乳

者，皆气血不足而体怯弱。此方用归、芪大补其气血，以

养乳汁之源；葱白辛温，直走阳明达于乳房，用之为使，

此通乳汁之渠也。如古方用猪蹄、漏芦亦可。

## 又方

木通一两　生菜子一两　山甲麸炒，五钱　健猪前乌七

星蹄一对

至弯止，酒水各半煮烂，汤肉并食。若乳少并不通，

用川甲炒、王不留行炒等分，研末，酒调服，二钱即通

多。

产后乳忽细小，垂下过小腹，痛甚，名乳悬。肝气不

收之故，此时诸经聚于此也。芎、归各一斤，用半斤水煎

服，余半斤烧烟薰口鼻，二料而愈。

产后下一物如帕，重斤许，此气血俱虚，稳婆不谨。

人参　升麻　黄芪　当归　川芎等分

水煎好，如子宫不收，五倍子、白矾和汤轻洗。又鲤鱼头焙干为末，半掺半服，愈。若阴户肿痛，五倍子三个搥碎，鲜米泔煎汤洗之，愈。

产后发热，多属血虚而阳无所依。

当归五钱　川芎一钱　白茯一钱半　甘草四分　干姜五分山楂一钱半

有汗，加黄芪二钱。有瘀血未尽发热者，小腹逆痛，或有块，呕吐寒栗，前胡加玄胡二钱，五灵脂二钱，肉桂五分。有伤食发热者，恶食饱闷恶心，或泄泻，前方加神曲、砂仁、陈皮、白术各一钱。有感冒发热者，恶风寒头痛，连日不退，审无腹痛恶食。

当归三钱　川芎二钱　苓一钱　甘草四分　柴胡　紫苏各二钱　羌活一钱　姜　枣

水半童便半，煎服，取微汗即愈。

有恼怒惊恐发热者，或时热时止，胸胁走痛，气饱不食噫气者。

当归三钱　川芎一钱半　香附三钱　陈皮　白茯　紫苏砂仁　木香各一钱

食前服。

遗尿不禁。

桑螵蛸五钱　龙骨煅，一两

为末，米饮空心下二钱。又乌药末，每服二钱，白汤下，六七次愈。

又

胡芦巴盐水炒，一钱　人参一钱　升麻一钱　木通一钱　破故纸盐水炒，一钱　黄柏盐水炒，五钱　麦冬一钱

虚寒不禁，加附子七分。

产后呕恶，三四日诸汤水不入，诸药不效，服**抵圣散**。

陈皮　甘草各一钱　赤芍二钱半　人参　半夏　恹草又名省头草①。各二钱　生姜五钱

血晕，用**苏醒汤**。

川芎三钱　当归七分　紫苏一钱　荆芥穗一钱

童便水煎。

## 乳痈

乳痈花粉膝木通，当归甘草荆防风，乌药白芷梅山甲，银花赤芍酒蜈蚣。

**黄春谷验方**　乳痈甲皂蒌青芷，归漏茴通乳草金。

已溃者，十宣散。十宣芎芷参防桂，桔梗归芪甘草加夏去桂加蒌仁、赤茯。

**又方**

鳖甲炙，为末

酒下，一钱五分，三服效。

---

① 省头草：草木犀。

## 又方

大半夏

研末，入麝少许，用二三厘吹鼻，患左吹右，患右吹左，一二次即愈。如久用蜡矾丸。

蜡三两　矾三两

## 张道东方

三白草连根捣烂

入热酒绞服，渣敷患处。

## 玄夔方

良姜　白术　碧罗丝　羌活　紫苏　甘草　核桃

服之止痛。

## 又方

夏枯草三钱　当归一钱半　桔梗　贝母　荆芥各一钱
甘草五分

生白酒水煎服，渣敷乳上。

## 又验方

血管鹅毛根断，七根，炙枯研末

用猪小肠内勒下秽物调敷肿处，立刻止痛。

成脓而未溃者，用胃脓散脓毒并治，胃脓归芷蚤金甲，土鳖连翘有大黄。

一妇痈已愈，但脓血不止，夜间作饱，宜大补中气。

人参　甘草各五分　生芪七分　白术　白茯　当归　白芷各一钱　肉桂五分　干姜　陈皮各三分　姜　枣

# 卷之二

## 产后摘奇秘诀

凡病起于血气衰，脾胃虚，况产妇脾胃血气虚衰尤甚，以丹溪先生论产后当以大补气血为先，虽有他症，以末治之。

产后忧惊劳倦，气血暴虚，诸症乘虚易袭。如有气无专耗散，有食无专消导，热不可用芩、连，寒不可多附、桂。寒则血块停滞，热则新血流崩。至若中虚外感，见三阴里症之多似宜下也，在产后而用承气，则重亡阴血；见三阳表症之多似宜汗也，在产后而用麻黄，则重亡阳气。耳聋胁痛乃肾虚。恶露之停，休用柴胡。汗出言詀①，乃元气弱，似邪之症，毋同胃实。厥由阴阳之衰，虽分寒热，非大补不能回阳而起弱；痉因阴血之亏，勿论刚柔，非滋荣不能舒经而活络。又如乍寒乍热，发作有期，症类疟也，若以疟治，迁延难愈；神不守舍，言语无伦，病似邪也，若以邪论，危亡可待。血去多而大便燥结，苁蓉加于生化，非润肠承气之能通；患汗多而小便短涩，六君倍用参芪，必生津助血之可利。加生化频服，救产后之危，

① 詀（zhān 占）：多言。

长生活命，屡用甦绝谷之症。癫疝脱肛，多是气虚下陷，补中益气是良方也；口噤拳挛，乃阴血燥甚，有类中风，加参生化有益焉。

产户入风而痛甚，服宜羌活养荣汤；玉门伤冷而不闭，洗宜床兔萸硫黄。怔忡惊悸，生化汤而加定志；似邪恍惚，安神丸助以归脾。因气喘而满闷虚烦，生化汤加木香为佐；因过食而嗳酸恶食，六君子加神曲麦芽为良。苏木棱莪大能破血，青皮枳实最消闷膨。一应耗气破血之利①，汗、吐、宣下之策②，止可施于少壮，岂宜用于产胎。

大抵新产之后，先问恶露何如。痛块未除，未可遽加芪、术。腹中痛止，补中益气无疑。至若亡阳脱汗，气虚喘促，频服加参生化是从权也。又如阴亡大热，血崩厥晕，速煎生化原方乃救急也。王太仆云：治下补下，制贵以急。缓则滋道路而人力微，制急方而气味薄，薄则力与缓同，故治产当遵丹溪，而固本服法，宜效太仆而加频。凡负生死之寄者，可不致意哉。

## 产后生化汤论

产后气血暴虚，理当大补。但恶露未尽，用补须无滞血，能化必能滋生，攻块无损元气，行中又能带补，方获

① 利：《傅青主女科·产后总论》作"剂"。
② 策：《傅青主女科·产后总论》作"法"。

万全。世以四物汤调理产后，误人多矣。独出己见，因药性功效，能立方名生化汤，用芎、归、桃仁三品，善于破旧生新，佐以炒黑干姜、炙甘草，引三品入于肺腑，生血利气。五味共方，则行中有补，化中有生，实产后之圣药，医者慎毋忽诸。

产后血块当消，新血宜生，专消则新血不生，专生则旧血反滞，故须生化汤。酌其病体，权药轻重而服之，庶无不效。

临产之时，用：

当归二两　川芎　桃仁研　黑姜　炙草各五钱

分作二贴，至胎衣一破，速煎一贴，俟儿下地即服，不问正产半产。若产妇少壮，消块生血。

胎前素弱，产后劳倦，及热症堕胎，要不拘贴数，服至病退而止。若照常之药，岂能挽回将绝之气血耶？

**加参生化汤**　产后危急诸症，俱可服前汤，加人参二钱或三钱，故名加参生化。随症缓急加减，如危症，人参加三钱至①五六钱，姜、枣煎服。若产妇劳甚，血崩色脱，加：

人参三四钱　川芎三钱　当归五钱　桃仁十粒　黑姜四分
炙草五分

分作三贴，水煎加酒半怀杯，稍热，渣留后贴并煎。

---

① 至：原无，据文义补。

其在辰时未进饮食之先，相继连服，则下焦血块悉化，而新血骤生，自无晕厥之患矣。

娩儿后汗多倦甚，宜此汤加人参、黄芪各三钱。若胎前素弱，产后更虚，宜服。胎前患泻，产后倦怠，加参四五钱。若产时无力送胞，急宜服此。

足厥冷加参四钱五，附子五分；汗加黄芪二钱，人参、麦冬各一钱；气短促加人参四钱；渴加麦冬一钱，五味十粒；大便实加肉苁蓉一钱；烦躁加竹茹一丸；寒嗽加杏仁七粒，桔梗五分；喘促加半夏一钱，杏仁七粒，桔梗五分；有痰加天花粉八分，竹沥，姜汁。外有余症，不及尽言，大约以生化汤为主方，照症加味，施无不宜。

**加味生化汤**　劳倦甚及血崩而气竭神昏，加荆芥。形色脱或汗多而晕，宜急服一帖后，即加肉桂、人参三钱五，决不可疑参为补药而缓服也。痰火乘虚泛上而晕，加橘红、人参三钱五。如肥人多痰，加竹沥七分，姜汁少许。渴加麦冬、五味。汗多加麻黄根。块不痛加芪二钱。伤面食加神曲、麦芽。伤肉食加山楂、砂仁。血块痛甚加肉桂。凡方见效，不必易方此方治血晕三症。

## 论血块

夫产后血块，医家所当详究。若时俗治血块，有用生地、红花以行之，苏木、牛膝以攻之。治气胀，有用乌药、香附以顺之，枳壳、厚朴以舒之，甚有用青皮、枳实、苏子以下气定喘，芩、连、栀、柏以退热除烦。至若血结便实，反用承气下之而愈结。汗多小便短涩，反用五苓通之而愈闭。用古局方峻攻块痛，殆无异操刀而杀人也。救产者岂可视血块为轻，而妄用苏木、棱、莪置人于死地，须服生化汤。至一应破血之药，虽山楂性缓亦不可单用，惟鹿角灰七钱，同生化汤服甚妙。益母丸亦妙。外用烘热，暖衣服包痛块，虽暑时当如此。

大抵产妇劳伤，气血俱虚，分娩后无力送胞送块，留滞作痛，甚者气不运而晕迷昏厥，切不可谓恶血抢心，遽用苏木等散血之方以杀人也。只频服生化汤二三帖，即将块消，痛止神清，气复舒畅矣。行血加生地、牛膝，败血加三棱、莪术。俗用山楂、砂糖消块，姜、椒、艾、酒定痛，皆致淋崩昏晕等症。

## 论血晕

分娩之后眼花头晕，不知人事，谓之血晕。其因有三：一因劳倦甚而气竭神昏，二因血虚而气欲绝，三因痰火乘虚泛上而神不清。患此三者，皆魂不随神往来而机运息也。当急服生化汤，以行魂定魄，化旧生新，气转神清而心有主矣。频服二三帖，其昏乱气息即定，乃芎归生化之功也。若偏执古方，认昏症为恶血抢心，而轻用散血之剂，认为痰火而用无补消降之方，误之甚也。外用醋锤冲鼻烧漆法，则又不可缓。临盆之时，预煎生化汤，候儿下地，速连服二三帖。又预烧秤锤投醋中，以薰其鼻。儿下时不可喜子慢母，不可领子忘倦，不可产讫即睡，忿怒气逆皆能致晕。

## 论产后厥症

凡产妇用力过多，劳倦伤脾，孤脏不能注于四旁<small>经云：脾，孤也。四旁，心肝肺肾也</small>。故足逆冷而厥气上行也。经云：阳气衰于下，则为寒厥也。非急方不能举气以归化，非大补不能回阳而复神。岂钱数参归照常之剂，一日一服而能起死扶危，拯将绝之血气耶？必生化汤倍参，日进二三帖，斯气血旺而神复，厥自止矣。若服药而渴，用生脉散代茶助津，救脏躁也。虽四肢厥冷泻痢症、类伤寒症，亦不可用四逆汤方，亦必用加参生化汤加附子一片，则可回阳止逆。若发厥痛块未止，生化汤不可加芪、术，只可加参。

**滋阴益气复神汤** 治产后发厥，无块痛服此。

当归三钱　川芎　黄芪　白术各一钱　参三钱　地黄二钱半　陈皮　甘草各四分　麦冬七分　五味十粒　附子五分

大便不通加肉苁蓉，汗多加麻黄根、酸枣仁。

## 论产后晕厥

大抵产后晕厥二症相类，皆由气血并竭，神将去而机将息，仅有一线之生意耳。若非急方，岂能拘回将绝之元气耶？但晕在临盆之际，急症尤甚于厥，宜频灌生化汤几帖，先补血分，血旺而晕止矣。若无汗形脱气促等症，参、芪必须加也。厥症在分娩之后，气血两竭，用倍参生化汤，以补血气之亏，神复而厥止矣，又非偏补血分可愈。要知治晕有块痛，芪、术不可加。治厥无块痛，芪、术、地黄用之无疑。

## 论产后血崩

产后血大来，当审血色之红紫，视形色之虚实。如血多紫色有块者，乃当去之败血也，留之反作痛。不可谓崩如鲜血大来，乃是惊伤心不能主血，怒伤肝不能藏血，劳伤脾不能统血归经耳，当以崩治。须先服生化汤几帖，则行中有补，而血自止矣。若崩或形脱，或气促，或有汗，宜服倍参生化汤以益气。斯阳生阴长，血自旺而崩止，非棕灰等可止也。如产后月外崩，又宜升举大补汤治之。至老虚弱而崩，亦宜升举大补汤。产后崩以生化汤为主方，如鲜血大来，加荆芥、白芷，形脱加人参三钱，无汗形不脱，只服生化汤而血自安治崩止血。

白术二钱　麦冬一钱　陈皮　白芷　荆芥　升麻　甘草各四分　川芎一钱　黄连三分　生地　人参　黄芪各二钱

汗多加麻黄根一钱，浮小麦一撮；大便不通，加肉苁蓉一钱；气滞加磨木香一钱；有痰加贝母六分，竹沥、姜汁少许；寒嗽加杏仁、桔梗、知母各一钱；惊悸加枣仁、柏子仁各二钱。

**加味生化汤** 产后三日发热头痛，生化加羌活、防风、细辛、白芷。若头痛如破，加连根葱七根，虚弱加人参三钱。

## 产后类伤寒三阴症

产后潮热有汗，大便不通，毋得专论为阳明症。口咽干而渴，毋得专论为少阴症。腹满咽干大便实，毋得专论为少阴症。又汗出语谵便闭，毋得专论为胃中有燥屎宜下。数症多因劳倦伤脾运化迟，气滞血枯竭，肠腑燥涸，乃虚症类实，宜补之。毋执偏门，轻议产症，以三承气汤治类三阴之症也。若少年产妇，患此类症，妄下之或侥倖于万一，虚弱而误下，则祸大矣。屡见妄下成蛊，误导反结。又有血少，数日不通，误下而致泻不止。慎之慎之！

**养正通幽汤** 治产后大便闭，类伤寒三阴症，生化汤去干姜加苁蓉、陈皮、麻仁。汗多便实加麻黄根、黄芪、人参；燥渴加麦冬、人参；腹满咽干加枳壳、苁蓉、人参、麦冬；汗出言谵便闭，乃神血俱竭，神衰心主失守，加茯神、远志、枣仁、柏仁、人参、白术、苁蓉。

**滋阴益气养正汤** 产后寒热自汗，每日应期而发。

川芎 麦冬 麻黄根各一钱 当归 生地各三钱 参

黄芪　甘草　白术各一钱半　陈皮四分

临卧仍服六味丸八十粒。

**加减养胃汤**　产后寒热往来，头痛无汗类疟者。

人参　黄芪　川芎各一钱　当归三钱　陈皮　藿香各四分　白术一钱半　炙草五分　半夏八分　苍术一钱

有痰加竹沥、姜汁，弱者兼大造丸服，久疟无汗兼服参术膏以助药力。

## 产后类伤寒三阳症

产后七日，内外发热，头痛恶寒，毋专论为伤寒太阳症。发热头痛胁疼，毋专论为伤寒少阳症。二症皆因气血两虚，阴阳不和，而类外感。医者勿拘执偏门，而用麻黄汤以治类太阳症。又毋用柴胡汤以治类少阳症。且产后脱血之余又重发，则虚虚之祸不可胜言。仲景云：亡血不可发汗。丹溪云：产后切不可发表。二先生非谓产后真无伤寒之症也，亦非谓麻黄汤、柴胡汤之不对症也，诚恐后学业偏门而轻产热，执成方以发表耳。须知产后真感风寒，其生化汤内芎、姜亦能散之。又云：西北之气散而寒之，东南之气收而温之，所谓同病而异治也。其经意谓南方人柔弱，北方人刚强，故治有异耳。惟产劳虚，不可分南北也。大抵重产用补，少佐以散。虽有他症，以末治之。

## 论产后停滞受寒气怒

大抵产后妇弱，受寒停食，愈消愈增满闷，必攻补并行，方化滞进谷。但时医知耗气而疑参补，误之甚也。故善治者，重产而轻怒食，必补气血为主，佐以顺气调气，则怒气转而元气不损，佐以健脾消导，则停食行而胃思谷。若专理气消食，非惟气胀不散，食停不化，抑损元气，甚致绝谷不救者多矣。

**木香生化汤**　治产后血块，痛兼受气恼者。生化汤加木香、陈皮。

**健脾化食散气汤**　治受气伤食、无论块痛并治。

白术　川芎各一钱　当归　人参各二钱　干姜　甘草　麦芽各四分　神曲五分

伤面加陈皮三分，山楂四分，砂仁七分；如寒食停胁下作痛，加桂枝八分。

## 产后类杂症

产后寒热往来，每日应期而发，其症类疟，切不可以疟治。因气血虚而寒热作，元气弱而外邪侵。虽寒来鼓栗，汤火不能温，热如燔炙，水不能寒。或日轻夜重，日晡寒热，虽见症类疟，药宜滋血益气，以退寒热。如有汗急宜止汗，如麻黄根等。若头有汗而手足无汗，乃孤阳绝虚也，切勿偏用参而少血药，当加芎、归、地黄之类。如头痛无汗，宜生化汤加羌、防、连翘、葱、枣，切不可以疟治之，误人性命。如伤肉，加山楂、砂仁各五钱；伤食日久并面，加神曲一钱，麦芽五分；如停食日久，脾胃甚弱，虽药不运化，用揉按炒麸熨法。

**长生活命汤**　误服消导药，致绝谷食。即杂症误用消耗、绝食，并治之。

人参三钱

水一钟，煎半钟，先用饭锅巴一盏，再炒焦研末，入炒粉一二匙，将参汤过下锅巴，引开胃气，自能健脾进食。

大抵饮食为冲虚之滋味，而产后藉此以补助也。因劳倦伤不胜，甘饮薄味渐进运化，再兼服温补之剂，佐以神曲、麦芽以消饭面之伤，山楂、砂仁以化肉物之味滞。如伤寒冷之物，吴萸、桂枝亦当加也。如此消补并行，未有不效。屡见不重产后虚弱，惟用速消反损其气，益增满闷，一帖不效，又进峻剂，致少思谷食，反虚，虚而绝谷矣。

## 产后忿怒

凡产后忿怒气逆，胸膈不舒，血块大痛，宜用生化汤时临磨木香入服，则块消怒散。若轻产重气，用木香、香附、乌药、枳壳、砂仁之剂以行块散气，则元气损而满闷增矣。又加怒后即食，胃弱停闷，当审何物所伤，以神曲、麦芽、山楂、砂仁、吴萸、桔梗，拣入生化汤，以逐寒定痛。慎毋木香、槟榔流气之方以散气化食，虚虚之祸，岂胜言哉！

大抵产后患崩，血脱气短，似气脱妄言，神脱妄见。三症虽有血阴气阳之分，其精散神去之后无异。此危症也，若非厚药急方顿服，失之多矣。世论气实痰火，皆非也。

## 产后气短似喘

产后血脱劳伤，气无所恃，而呼吸息止违常。世有妄论痰火，反用化痰散气，不亦误乎！夫肺受脾禀，运气生脉，通水道，顺呼吸。短促言语不接似喘，此症不待诊脉，问望自明。智者详之，加参生化汤。分娩即患气短似喘，若有块痛，不可加芪、术。生化汤加人参三钱，枣二枚，连进三服。

**续气养荣汤** 产后气短促，问无块痛者服此。生化汤加人参三钱，黄芪、白术各一钱，陈皮五分，熟地二钱。足冷加附子三分；汗多加麻黄根一钱，浮小麦一撮；渴加麦冬一钱，五味十粒；大便不通，加苁蓉、麻仁各一钱。

## 产后妄言妄见

产后妄言妄见者，由气血虚而神无所依也。盖心藏神主血，乃心之神也。心有血而存神，则言不妄发。又肝藏魂藏血，目乃肝之窍也，目得血而能视。产后血气暴虚，则心神失守，故言无伦，肝魄无依，故瞳眊然。况心为一身之主，目乃百脉之宗，虚症见于心目，则十二官失职矣，是以视听言动皆妄。当论痛块有无，若痛块未除，先服生化汤以化块定痛，痛止则服加参生化汤，或补中益气汤加安神定志丸调治。若久虚，血气俱不足，即当大补，生养气血，安神安志，药力充足，其病全愈。病家无求速效，医者无论邪祟，若喷以法水①，惊以法尺②，多致不救，此病服药至十方效。丹溪云：病虚犹邪祟也。又云：欲泻其邪，先补其虚，后调其药，再理诸症。凡产后虚症及老年虚弱此三症，医者当重本而缓末也。

**宁神生化汤**　治产后妄言妄见，若块痛未止，不可加芪、术。生化汤加茯神、人参、益智、柏仁、陈皮、大枣。

**滋荣益气复神汤**　产后块痛止，用生化汤治之。已上三症，大便结燥，宜重服大料芎、归以补血，服至数斤，方能取效。

　　大抵产后虚弱，身伤寒，口伤食，外症虽见头疼发热，或胁痛腰痛，是外感似宜汗，尤当重产后亡血禁汗，惟生化汤量为加减。又如大便闭结似宜下，尤当重产后亡血禁下，惟养正汤通津助血为稳也。

---

①　法水：道士、巫师自诩能除病驱邪的水。
②　法尺：道教法器，多为长形木片，形状和旧式的尺相同，两面均有刻度，并且雕有葫芦等吉祥图案，一般漆成红色。

川芎　白术　枣仁　茯神　柏子仁　益智　麦冬各一
钱　当归　地黄　人参各二钱　陈皮二分　五味十粒　莲肉
桂圆肉

**又润肠汤**　产后日久大便不通。

芝麻一升研碎

入米一合，煮粥食之即通。

## 产后症类中风

大抵产后血气暴竭，百骸少血荣养，卒尔口噤牙紧，
手足挛搐，症类中风，又类痓①症。虽虚火泛上有痰，当
以末治，毋执偏门而治风消痰以重其虚也。盖使经络动
荡，任脉流通，则经脉强劲流利矣。今产后无血濡注，牙
紧口噤，手足挛搐，症类痓、痫、中风，宜先服生化以生
旺新血。若见危症，三帖后即用加参生化益气以救脱血。
如有痰火，少佐橘红、炒芩、竹沥、姜汁。芩、连犹不宜
并用，慎之！

**滋荣活络汤**　治产后血少口噤，项强筋搐频中风症。
生化汤去姜、桃仁，入人参二钱，黄芪、茯神、天麻、麦
冬各一钱，陈皮、荆芥、羌活、防风各四分，黄连三分。
有痰加半夏七分，竹沥七分，姜汁少许。

**天麻丸**　治产后中风，恍惚语谵，四肢不利。

---

　　① 痓（zhì 至）：恶病也。《伤寒论》常与"痉"同。主要症状为项背
强直、口噤、角弓反张、四肢挛急等。

卷之二　七五

天麻二两　茯神　远志　枣仁　人参　柏仁　山药

麦冬各一两　防风五钱　羌活三钱　南星曲八钱　细辛四分

当归二两　菖蒲一两　半夏曲八分

蜜丸桐子大，朱砂为衣，每服六十丸，参汤下。

## 产后自汗

由分娩时劳伤脾，惊伤心，恐伤肺也。经云：摇体劳苦，汗出于脾；惊而夺精，汗出于心；有所恐惧，汗出于肝。产妇多兼此三者，不须遽加敛汗之药，神宁汗自止。若产后倦甚，而且血块作痛，芪、术未可遽加，宜服生化汤一二帖以消块痛，继服加参生化汤以止虚汗。若㵼①然汗出，形色又脱，乃亡阳脱汗也，又当从权，服加参生化汤以救急，毋拘块痛也。夫汗乃心之液，荣于内为血，发于外为汗，产妇亡血又多汗，由惊心劳伤，心神不能镇守其液也。治当健脾而散水谷之精归肺，益荣卫而蓄血归源，灌溉四旁，不使妄行为外汗。杂症虽有盗汗自汗之分，然当归六黄汤不可治产后之盗汗也，宜加参生化汤及加味补中益气汤。如服参、芪重剂而汗多不止，及头汗出不过腰足，乃危症也。

**麻黄根汤**　治产后虚汗不止。

麻黄根一钱　当归二钱　黄芪一钱半　人参二钱　白术一

---

① 㵼（jí 急）：指汗出迅疾或汗流如水貌。

钱，块痛不用　甘草五分　牡蛎一钱　浮小麦一撮

　　恶风寒加防风五分，官桂五分。肥白人产后汗多，加竹沥、姜汁以消痰。

　　**八味地黄丸**　治产后虚汗经云：阳加于阴即发汗，因而遇风变痉症者。

　　山药　茯苓　泽泻　五味子　丹皮　地黄　山萸黄芪

　　蜜丸，清晨服。

　　**止汗散**　治产后盗汗。睡中出，醒则止。非自汗之比，当兼血分药治之，至当归六黄汤又非产后盗汗所宜用也。

　　人参　当归　麻黄根各二钱　地黄三钱　黄连五分　浮小麦一撮

　　**止汗秘法**　治产后盗汗。

　　牡蛎煅　小麦面炒

　　共末，周身扑之，此秘敷法也。

　　**加减生化汤**　治产后汗多出，而变类痉症，口噤不开，背强而直，及气息欲绝。

　　川芎　当归　防风　桂枝　人参　甘草　羌活　附子天麻根　羚羊角

　　水煎。

　　又无汗类痉中风，筋脉四肢挛急。

　　芎　归　防　羌　枣仁

水煎。

# 产后口渴或兼小便闭涩不利

凡产后口燥咽干而渴，兼小便不利，由失血或汗多所致，是无水也。夫口食五谷，胃纳而脾肺受至清之气为津液，其气通心，受火色而为血，下行膀胱而为小便。产后亡血而多汗，劳倦伤脾，不能为胃行津液，则生化之机不运，渗泄之令不行，是以上无津液流通，而有咽干燥渴之症，下气不升，而有胃肾闭关之候。治当助脾益肺，升降气血，则气血流行，阳升阴降，斯水入经，而为血为津。谷入胃而长气行脉，自然津液通而便利矣。若认口燥咽干为火，而用芩、连、栀、柏以降之，以小便闭涩为水滞，而用五苓以通之，非治也。因劳损温之益之，因火燥濡之行之，重病调理，庶无失也。

**生津止渴益气饮**

黄芪 麦冬各二钱 人参 当归各三钱 茯苓 干葛各一钱 甘草 升麻各四分 五味十粒

汗多加麻黄根、枣仁、浮麦，大便不通加从蓉，渴甚用生脉散代茶。

**生脉散**

人参 麦冬 五味

# 产后泄泻

产后泄泻非杂症也，有飧泄、洞泄、濡泄、溢泄、水火注下之论，大率属气虚、食积与湿也。气虚宜补，食积宜消，湿症宜燥。然恶露未消，难以骤补峻消与燥也。当先服生化汤二三帖，以生新去旧，内加茯苓以利水道。俟血化生，然后补气消食燥湿而分利水道，始无滞涩虚虚之失。若产过旬日，外方论杂症，尤当重虚实而治。如腹痛下清水而肠鸣者，饮食不化，以寒治之；如粪色赤黄，肛门痛闭，以热治之。有因饮食伤脾，或泄有嗳气如败卵，又有脾气久虚少食，食下肠鸣腹痛急，尽下所食之物方觉快然者，其症各异。治法：寒则温之，热则清之。伤脾食积，分利健脾，兼消兼补，善为调治，庶无失也。丹溪治产后虚泻，目不认人，用白术三钱，人参三十钱，茯苓、附子各三钱，水煎。

**健脾利水生化汤** 产后泄泻血块消后服此。生化汤去桃仁，入茯苓一钱半，人参、白术、陈皮、肉果各五分，泽泻八分，加干姜煎。寒痛泻加砂仁、干姜，热泄加炒黄连，泻水腹痛，饮食不化，加砂仁、山楂。脾气久虚，泻出所食之物方宽快者，以食伤论，加消食药。如元气虚羸劳甚，必大补之，中佐以消食清热。如怯弱寒甚而是形色脱者，用丹溪参苓术附大补始可回生。久泻加升麻，泻多水加苍术以燥热湿。若血块未消，用芎、归、干姜、甘草、茯苓、桃仁、莲肉。

## 产后完谷不化

夫产后完谷不化者，因产劳倦伤脾，而转输羁滞也。水谷入胃，必因于脾，方散于肺，而通调水道，乃能运四脏以养人。今产劳伤脾，转输失职，中和之气不能行，病名飧泄。饮食太过，今完谷不化，俗呼为水谷利也。然产方三日，血块未消患此，脾胃败弱，未可遽服参、苓、术。且用生化汤入益智、木香、砂仁，温胃气。俟块消，可服参、苓、术以补气，肉果、砂仁以温胃，柴胡、升麻以升引胃中清气，泽泻、茯苓、陈皮以利水道为上策也。

## 产后痢疾

七日内外，患赤白痢疾，后重频并，最为难治。欲调气行血而推荡痢邪，又虑产后元气虚；欲滋荣益气而大补产弱，又恐助痢之邪。若不损元气，不助邪气，惟生化汤去姜，而代以木香、茯苓，则消恶露行痢疾而不悖也。再服加味香连丸，以俟二三日后，视病势加减。若七日外，有患褐色后重频并，即补无疑。若产妇禀厚，产期至二十余日，可用生化汤加苓、连、朴、芍行积之类，加味香连丸主之。如脾胃虚弱，四肢浮肿者，六君子汤加木香、肉果。如白痢久不止属虚，宜四物汤加人参、荆、苓。

## 产后霍乱

夫产后霍乱，由劳伤气血，脏腑虚损不能运化生物，及乘风冷，阴阳升降不顺，清浊乱于肠胃，冷热不调，上吐下泻，名曰霍乱。治用生化汤去姜，入砂仁、陈皮、藿香、茯苓，名生化六和汤，治产后霍乱吐泻，血块未消。

**附子散**　产后霍乱吐泻，手足逆冷，问无块痛者服之。

人参　白术各一钱　当归二钱　附子五分　陈皮　甘草姜四分

共末服三钱，米汤下。

**温胃丁香散**　治产七日外，恶心呕逆不食。

当归　白术　丁香　干姜　人参　陈皮　甘草　前胡藿香　厚朴　草蔻　姜

## 产后水肿

夫水肿者，四肢浮肿，皮色光莹，脾虚不能利水，肾虚不能行水也。必大补气血，佐以苍术、茯苓、白术以补脾。如壅满，加半夏、陈皮、木香，虚加人参、木通，热加黄芩、麦冬以清肺金。

**健脾利水补中益气汤**

人参　白术　茯苓　芍药　大腹皮　陈皮　木瓜　紫

苏　木通　苍术　厚朴

**五皮散**　治产后风湿克伤脾经，气血凝滞，以致面目四肢浮肿，气胀喘满。

五加皮　地骨皮　大腹皮　茯苓皮　姜皮

大便不通加麻仁、郁李仁；如寒邪湿气伤表，无汗而肿，加姜皮、半夏、苏叶，于脾气血中以表汗。

## 产后怔忡惊悸

夫怔忡惊悸者，因劳倦惊忧去血过多，则心中烦躁不宁，谓之怔忡。若惕然而惊，心中怯怯如人将捕，谓之惊悸。治宜调和脾胃，补养心血，使气定神宁自愈。如娩后血消痛止而患此，宜服加减养荣汤加木香，减川芎、麦冬，即归脾汤也。

川芎　当归　茯神　枣仁　人参　黄芪　远志　麦冬白术　陈皮　甘草　员眼肉

虚烦加竹茹，痰多加竹沥、姜汁。

## 产后骨蒸变成痨瘵

产后痨瘵，由嗜欲无节，起居不时，以致真阴虚败，阴火上炎而热蒸，或寒热往来似疟非疟，或咳嗽咯血，或白淫，或盗汗，心神恍惚，梦与鬼交，月经闭，日渐羸瘦，乃郁热积火，变生诸虫，奇形异状，传染亲属。治法先杀虫以绝其根，次补真阴以清其骨蒸，复其元气。患者能自寡欲，斯用药有效。

**轻骨散** 骨蒸劳瘵等症，治宜清热泻火，润肺止嗽。故用知母益真阴，柴胡、黄连等解骨蒸，栀子清肺，桔梗豁痰，人参、阿胶润肺止嗽，乌梅收肺热，鳖甲、秦艽杀虫，胆草泻肝火抑怒，甘草和诸药泻火。

知母四两　柴胡三两　栀子　桔梗　贝母　人参　杏仁阿胶　乌梅　鳖甲　秦艽　胆草　甘草

共为末。井水磨好墨一杯，和末，捏如大指头大，置通风处阴干。每三饼用井水一钟磨化，加乳香、没药各五分，黄柏末二钱，同煎二沸，于五更时轻轻顿服，就枕伸睡，不越三日见效。

**清骨散** 产后骨蒸，男妇俱可服。

前胡　柴胡　胡连　乌梅肉三个　猪脊髓一条　猪胆一个　韭白一寸者十根

先将上三味为末，乌梅、脊髓、胆汁、韭白同捣成泥，入童便一酒钟，熬如稠糊，入前末同捣，丸如绿豆大。每服三四十丸，汤下。如上膈多热，食后服，作汤服尤妙。

**加味大造丸** 治骨蒸劳热，若服前方不必服。

紫河车一具　人参一两　麦冬八钱　银柴胡六钱　山药二两　熟地二两　胡连五钱　石斛酒蒸，八钱　枸杞酒蒸，一两黄柏酒炒，七钱

将麦冬、熟地蒸捣如泥蒸熟，紫河车亦捣烂，入诸药

共为丸。

## 产后腹痛、心痛同治

产后心痛即胃脘痛。胃脘在心之下，因伤寒气，及伤冷物，故作痛。因痛近于心，遂呼心痛。殊不知心为君王之官，主血行气，统驭脏腑血气。盛则泰然安宁，心气不足则怔忡惊悸不安耳。心岂可痛乎？若真心痛，手足指甲见青黑色，日发夕死。治当用生化汤加吴萸、肉桂，散胃中寒气，消胃中冷物，自安。若绵绵痛，可按而止，又当问无块痛，则当温而加补也。

## 产后小腹痛

夫产后阴虚，感寒饮冷，其寒下攻，小腹作痛，又兼血块作痛。生化汤加玄胡、肉桂末服之，用陈酒下。

**猪肾汤** 治虚劳指节痛、头疼，汗不出者。

人参　黄芪　当归　生姜　豆豉　薤白　猪肾一对

先煮猪肾，取汁二钟，煎药八分，温服。

## 产后遍身疼痛

夫身痛由产时百节开张，血脉流散，气弱则经络间多滞，累日不散，则筋脉汲引骨节不利，故腰背不能转侧，手足不能动，履或身热头疼。若误作伤寒，表散汗出，则筋脉动惕，手足厥冷，变症生矣。

**趁痛汤**

当归　黄芪　甘草　牛膝　白术　独活　肉桂　薤白
生姜

服之痛止。

**养荣壮肾汤**　治腰痛。腰痛者，由肾位系胞，腰为肾
府，至产劳伤肾，气损动胞络，或虚未平，复而风寒乘
之，皆致腰痛也。

川芎　当归　独活　肉桂　杜仲　续断　防风　桑
寄生

肾虚加熟地，间服八味丸。

## 产后淋沥

夫淋沥者，由产妇虚弱，热客于脬①中，内虚则至频
数，热则小便淋沥作痛，名曰淋沥。

**茅根汤**　治产后淋沥。

白茅根一两　瞿麦　茯苓各五钱　葵子　桃胶　人参各
一钱半　滑石一钱　甘草一钱　紫贝三个　石首鱼头四个

入灯心齿末，空心服。

**又方**

白茅根　车前　冬葵　通草　鲤鱼牙百个

入齿末，空心服。

---

① 脬（pāo 抛）：膀胱。

## 又方

益智三十七粒

炒末，米汤空心服二钱。

**桑螵蛸散**　治产后小便数。由脬内宿有虚冷，致便频数。

桑螵蛸炒，三十个　人参　黄芪　鹿茸　赤石脂

共末，空心，稀粥送下三钱。

## 产后流注

产后恶露流于腰臀腿足间、关节处，或漫肿，或结块，久则肿起作痛，肢体倦怠。急宜用葱熨法以治外肿，内则服参归生化汤以散滞血。生化汤加人参、黄芪、肉桂、马蹄香煎服。

**又葱熨法**　葱一根捣烂作饼，贴实处，用厚布二三层隔之，将熨斗置熨布上。若漫肿微痛，属气血不足，最难治。或已成脓，或未成脓，或不溃，气血虚也，宜服人参汤。憎寒壮热，气虚也，宜服十全大补汤。内热四物汤加参、术、丹皮。呕逆胃气虚也，六君子汤加炒干姜。食少体倦脾气虚也，补中益气汤加升麻。四肢逆冷，小便频数，肾气虚也，补中益气汤加益智。

**三消丸**　治妇食积、痰饮、死血块三症。

黄连一两，一半用吴萸四钱煎汁浸炒，一半用益智煎汁炒干浸葡子五钱、一两　台芎　桃仁　川栀　麸曲　三棱制　莪术

秘传女科

八六

制。各一钱　香附　山楂各一两

上末蒸饼糊丸，食远用补中益气汤煎汤下。

**清神返魂汤**　治产后晕厥危症。生化汤加荆芥、肉桂，如两手脉伏及右手脉绝，加麦冬、五味。如闻药即呕，用独参三四钱煎汤，调锅巴焦粉，徐徐呷之，引开胃口，自然服药。如牙关紧灌药不下，将鹅毛管入喉，用少许药灌之，又用热手在单衣上从心揉至脐，时换热衣。

**养生化涩汤**　治产后大便不通，误服大黄等药以致膨胀成血块痛。用生化汤去姜，入人参、白术、茯苓、腹皮、香附、陈皮、黄芪、芍药。

产后泻血不止。

干艾五钱　老姜五钱

水煎浓服止。

## 血积癥瘕

论曰：腹中之病，有积有聚，有癖有疝，有癥有瘕。盖积者，五脏所积，其痛不离。聚者，六腑所聚，其痛无常处。癖者，据两胁之旁。疝者，弦急而多痛。癥者，症也，气块在胁下不动者，谓之癥，有块可验。瘕者，假也，气块在腹内能动者，调之瘕。假物成形，其积聚浮假，推移乃动，此无他，由饮食不节，寒热不调，气血劳伤，脏腑虚弱受风冷，与气相搏而成也。惟妇人血瘕异于男子，非独饮食而已。多因产后劳动太早，喜怒不调，脏腑因虚而受，或月水往来取凉过度，恶露不散，遇寒搏之，则凝成血瘕也。病作之时，攻刺心痛、小腹痛，或腰背相引而痛，久不治，令人黄瘦，遂致产绝。诊其脉弦急而大者生，虚小而弱者死。

**琥珀丸** 治妇癥瘕腹中有块，攻小腹痛者。

琥珀五钱　白芍　川乌　牛膝酒洗　鳖甲酥炙　厚朴炒姜　当归酒洗　三棱制。各一两　木香　泽兰叶　官桂各五钱麝香五分

为末，酒糊丸，空心温酒下，先服大黄膏通之。

**阿魏丸** 治走气痛瘕，块食积块，寒热往来，疟母血块等症。

阿魏　乳香　没药　枳实　三棱　莪术　雷丸　当归鸡肫皮　干漆　红花　蚕砂

糊丸白汤下。

**蒸脐法** 治月经不通，癥瘕血块，脐腹作痛。

乳香　没药　血竭　沉香　麝香另研　丁香各一钱　青盐　食盐　五灵　两头尖另研，六钱

上末和匀，外用麝香少许，安脐内。次将面作条，方圆一寸，绕脐围住，安药末于内，令满。槐树皮方圆一寸，皮上锥三孔，放脐药上，以艾放槐皮上，灸之。月经即通，血块即消，屡试效。

**三因散汤** 治聚气在六腑，随其上下，发作有时，令人心腹拘痛攻刺，腰胁小腹填胀，大小便不利。

桂心五分　附子五分　吴萸一钱半　半夏四分　陈皮一钱
川芎　当归各五分　杏仁　茯苓各一钱　甘草五分　槟榔四分
厚朴　枳壳各一钱半　大黄酒洗，一钱

　　按：桂、附、吴萸辛热之品，半夏、陈皮辛温之品，芎、归、杏仁辛润之品。辛则能散聚，热则能壮气，温则能利中，润则能泽六腑。至茯苓、甘草之甘平，大能益胃，槟榔、枳壳、大黄又能推陈而致新也。

　　**又方**　治血瘕。

威灵脂一两　南星　牙皂　白芥子　甘遂各五钱　麝少
许　灶心土一两

　　为细末，酒糊丸一钱，朱砂为衣，酒磨服，愈此病痛难忍。

　　**又方**　治诸积聚最妙。

白牵牛四两　白槟榔一两　茵陈五钱　三棱五个　莪术
牙皂炙去皮，五分

　　为末醋糊丸。

　　**又方**　猪肝一片切片，红曲末塞满，火焙热服。

## 崩漏方诀

　　《内经》曰：阴阳搏为崩漏。陡然暴下为崩，淋沥不断曰漏。若将息失喜怒，劳役过度致伤于肝，肝为血之府，伤之则不能藏血，而为崩中漏下。或因脾气虚下陷于肾，与火相合，由湿热而致者，养脾补血为主。或忧怒悲恐太甚，阳气内动，真阴乃虚，不能镇守包络相火，血走而崩也，宜养血安神为主。或大小产后行房太早，致崩中带下之疾，或经未断欲炽而伤血海，俱宜养血守经为主。

## 四物汤

川芎　当归　白芍　生地　艾叶　阿胶　姜引

如不止，加地榆、续断、炒荆芥，气虚加人参、白术、黄芪、升麻，寒加炮姜，热加黄芩、黄连、山栀。多忧思，归汤加阿胶、艾、续断。气血两虚，十全大补汤加黑姜、阿胶，甚加附子。脾虚不能统①血归经，加阿胶参苓白术散。

历医崩漏带浊，惟用一汤一丸一散，有奇秘之妙。汤名归经汤。

蕲艾揉极熟　白干姜煨　白神花子炒。各一钱　当归酒洗白及各三钱　杜仲姜汁炒　蒲黄　管仲酒制。各三钱五分

水煎去渣，加阿胶末六钱调服，渣再煎，又调阿胶三钱服。如有带症后，照加减法。白带如猪脂成条，秽气腥臭者，加桔梗二钱，木瓜一钱。赤带紫黑色成条作瘀者，加酒芩三钱。赤白相杂气血俱虚，加鹿角胶二钱五分，人参、牡蛎醋煅各一钱。如黄水苋菜水屋漏水，乃气血将绝，倍用参、阿胶、鹿角。腹中作痛饱胀加酒芍，腰痛加杜仲。

---

① 能统：原倒，据文理乙正。

### 丸名三妙丸

阿胶四两，炒　五倍子慢炒存性　香附童便浸炒。各二两

共末，糯米糊丸麻子大，酒下五钱即愈。

### 散名五神散

白神花子炒　槐花　木耳炒。各五钱

共末，每服一匙，空心米汤下。如无丸药，服此亦可。忌一切油腻生冷等物，惟宜食熟牛肉、鸡子、精猪肉。

**奇异秘方**　先将乌骨白鸡冠血滴在瓦上焙干，再取酸梅草、地动蜂草二味捣汁，同鸡血为丸。再用黄牛角烧灰存性，鹿角霜等分，二味为末，每服二钱，酒下。近年者二服，远年者三服。先服行血药二帖，再服末药止血，后服鸡血丸引血归经络，看虚实服前丸药一料即愈。

**二神汤**　治血崩，又名二仙酒。

管仲酒炒　五灵脂烧灰存性。各三钱三分

为末，空心酒下，用熟鸡子三个止酒，老者服一七，少壮者一服愈。

### 速效汤

花蕊石烧存性，研粉

醋一杯、童便一杯和匀，服石粉二钱，其血化为水，再将土地榆磨酒末，立止。仍用独参汤进二钱或三四钱，加枣五枚煎服。

**凉血地黄汤**　治血来如山崩水涌，名血热妄行，不可

作寒论。兼外提不可骤止，徐徐调理，血清自归源矣。

黄芩　甘草　荆芥　荆子　知母　黄柏　藁本　川芎

北细辛　黄连　升麻　柴胡　羌活　生地　防风　当归

红花煎

**六合汤**　治血崩服诸药不效。

杏仁炒存性　旧毡　红褐　旧棕　血余壮者　陈莲蓬

蟹壳各烧灰存性　地肤子炒

上末，每服三钱，取酸医草汁一钟，冲热酒一钟，空
心服。初服时反觉多，后以渐而少，由紫而红至于无，即
止。后服十全大补汤。

**一方**　治血崩。黄芪不拘多少，醋炙黑色，熬膏服，
有效。

**一方**

香附二两，槐花四两，莲蓬三钱

共末，米糊丸，清米汤下。先用山药三钱磨酒五两，
后始服丸药，妙。

凡血崩气脱血，以益气汤加干姜、当归。如腰痛加杜
仲、川断，后以十全大补汤。血药少用，宜加陈皮以
开郁。

**升阳举经汤**

羌活　藁本　防风各二钱　独活一钱半　桂心八分，秋冬
夏去用　白术　当归　黄芪　参　柴胡　熟地　川芎各一钱
细辛六分　附子炮去皮口　炙草各一钱五分　白芍　红花各五

分　桃仁去皮尖，十个

　　阳主升，阴主降，一升一降，循经而行，无崩陷也。若阳有余则升者胜，血从下窍出。是方附、桂、参、芪、术、草，壮阳益气之品；羌活、藁本、防风、细辛、川芎，升阳举经之品；红花、桃仁、归、芍、地，滋阴入血之品。壮阳则阳不虚，举经则血不陷，滋阴则血不燥，如是血为气守，气为血卫，血荣于中，气卫于外，升举上下一循其经，胡然①而崩也。

　　治血崩垂死者亦效。

　　生地　熟地　天冬去心　麦冬去心，各四两

　　俱在新瓦上焙干为末，炼蜜为丸，均作四十九丸，每朝用七丸，白汤下。服后即将元米粉酒水为丸，煮一碗食，以尽数为度，永不复发。

### 又邵廷宾血崩方

　　蒲黄芩芷附甘陈，白术阿胶扁柏升，仁花地榆荆芥穗，棕灰四物共医崩。

### 又陆二官方

　　条芩炒，为末

　　每服三钱，酒下，日二次，验。

### 又夏少斋方

　　桔梗上　杜仲上　薄荷中　山栀中　防风中　黄芩炒，中

---

　　①　胡然：突然。明代张煌言《得友人书道内子艰难状》诗："尺牍胡然至，寒温不自通。"

花粉下　香附下　乌梅一个　续断　蒲黄炒　棕灰

**又丸方**

阿胶　当归　白芍　黄连　黄芩　白茯　白术　破故
纸　黄肉　续断　甘草　知母　麦冬各一两　陈皮八钱　地
榆一两五钱　栀子五钱

蜜丸。

**又方**

黄芪二两　杜仲一两　益智五钱　蒲黄三钱　陈皮二钱

**荆芥四物汤**　崩漏初起，不问虚实，服之立止。

荆芥穗　条芩　当归　川芎　白芍　生地　香附　艾
叶　阿胶

水煎，温服。如不止，加防风、升麻、蒲黄、白术、
地榆。

**断源散**　治血崩如泉涌不止。

棉花子铜器炒烟尽

为末，每服二钱，黄酒下。

# 带　下

论曰：妇人有三十六症，所谓七癥八瘕九痛十二带
下，亦不显其症状。今人所患惟赤白带而已，推其所由，
劳伤过度，冲任虚损，风冷据于胞络，此病所由生也。且
妇人平居，气欲常少，血欲常多。倘或气倍于血，血少生
寒，血不化赤，遂生白带。气平血少，血少生热，血不化

白，遂成赤带。寒热相并，则赤白俱下。有室女经后虚损而有此疾，皆令孕育不成，久而不治。令人面色黝黝，腹胁胀满，肌肉消瘦，攻刺疼痛。甚则足胫枯细，多弱逆冷，尪羸不能行食。诊其脉，右手尺脉浮，浮为阳，阳升于上，故足冷而带下也。

**治带丸** 白带用白术一两切片，铺陈米，饭锅上蒸极烂，研细和陈米饭为丸，清汤下。赤带用山栀仁一两，铜锅炒，研余法同上。再用：

当归头 黑姜 香附制 阿胶炒。各一两 大附子去皮尖炒焦 牡蛎醋焦 地榆 艾叶炒碎。各五钱 抚芎一钱

为末，糯米醋糊丸桐子大，每空心酒下五十丸。附主方二陈汤合平胃散随症加减。

**白亚丸** 治白带不止，面色□□，绕脐疼痛，腰脐冷，日渐虚困。

乌贼鱼骨谷醋淬七次 当归酒洗 黑姜 鹊巢灰 川芎紫石英煅醋淬七次 艾叶烧存性。各六钱 金毛狗脊去毛 附子去皮尖、泡 鹿茸去毛切片。各一两 香附醋炒，二两

为末，醋打糯米糊丸如桐子大，每服空心酒下七十丸。白带服百病滋阴丹四两，无不效。

周书白带属气血两虚，宜温肺养脾，用保元汤。腹中痛加干姜，腹胀痛加艾叶、阿胶。赤带，补中益气汤加红花、赤芍。赤白带，八味丸四两见效。赤带用赤葵花，白带用白葵花为末酒调服。白浊，升麻葛根汤二三剂后，以

四君子加芍药调理。赤白浊，以苍术、白术、柴胡、升麻、陈皮、半夏、茯苓、甘草各一钱，一剂后，升麻只用三分。

赤白带下此方简而见效，生荞麦粉不拘多少，生鸡子白调为丸，每服空心，白汤下五十丸。另有一种苦荞麦。

### 白带甚多

当归　赤茯各一钱　杜仲姜汁炒，一钱　苦楝根皮酒洗　人参小茴炒　陈皮去白。各五分　苍术　木香各三分　白术七分　姜　枣

### 白带多，背作痛

人参　陈皮　黑姜各五分　半夏　白芷各一钱　白术　赤茯　当归各七分　苍术　桂各三分　姜　枣

### 赤带腰痛　四君子加干姜、肉桂、地榆服愈，男子腰痛亦治。赤白浊腰痛，四君子加当归、杜仲、续断、干姜、地榆，丸用十全大补汤加杜仲、续断，蜜丸。

### 白带

白术　白茯　半夏　白芷炒黑　杜仲姜汁炒。各一钱　苍术　神曲各五分　砂仁三分　姜　枣

### 白带头疼

白芍　白芷炒　半夏　杜仲姜汁炒　赤茯　神曲各一钱　炙草　益智去壳研，各五分　山药七分　木香三分　煨姜

### 白带，头痛腰痛

蜜芪　白术炒　苍术米泔炒　陈皮去白　半夏姜汁炒

炙草　白茯　升麻酒炒　当归酒洗　海螵蛸　杜仲盐水、姜汁各炒一次　人参

### 邵廷宾白带方

干姜肉桂杜陈芪，牡蛎升麻扁豆宜。白升麻香附米，丹参四物能医。

### 又赤白带方

棉花子半斤烧存性，取一两　柏子一斤烧存性，取三钱

共末，空心酒下三钱。

### 又方

白果肉四两　硫黄末一钱

同炒熟，去硫黄，将熟白果肉空心盐汤嚼下，服数料即愈。

## 妇人室女搐搦

论曰：妇人室女平时不病，一旦感搐怒搦，痰涎壅盛，精神昏悸，不省人事，医家误作痫治。殊不知妇人以肝气为主，肝为血之府库，肝既受病，经候过期不及，或多或少，或闭断不通，肝宫填塞，随其虚实而生病焉。妇人多因七情所感而病，女子因血虚实，七情所感而生，热邪乘于四肢，是以手足卒然搐搦，状类惊痫也。宜多进苏合香丸，温酒化下，以快其气。俟其苏醒，急急调经，塞者通之，通者调之，虚者与之，实者取之，宜白薇丸。

**白薇丸**　治妇人搐搦。

白薇　紫石英　琥珀　芍药　官桂　川乌泡去皮尖　丹皮各三两

为末，入麝五分，姜汁糊丸桐子大，每服空心酒下六十丸。

**泽兰丸**　治室女搐搦。

泽兰叶　当归　琥珀　丹皮　防风　羚羊角各一两　麝香五分　安息香酒煮，去砂石　生地　赤芍各一两五钱　铁朵粉如无以朱砂代　橘红各五分

共为末。

## 杂　症

妇人多有嘈杂作酸，此皆忧思郁结所致。

山栀姜汁炒　神曲　麦冬　熟地　生地　白茯　花粉　抚芎　白芍各一钱　人参八分　香附童便制，二钱　黄连姜汁炒，三分　甘草五分

食前服。

妇人多有小腹重滞不快，或小便若有阻隔，此下元虚损不能运行也。

黄柏盐水炒　人参　川芎　当归　熟地各一钱　木通　沉香各五分　白茯一钱五分

食远服。

妇人多有梅核气，如梅核塞于咽喉，上不上，下不下，忧思郁恼所致，属痰。

白术　苏子　香附　贝母各一两　枳实　抚芎　半夏
橘红　神曲各一两　沉香三钱　砂仁五钱，为末

荷叶煮饭丸，每服空心，米饮下七八十丸。

妇人多有胃脘并心腹疼痛，多因气后停食，食后受气
所致。

陈皮　抚芎　紫苏　木瓜　神曲各一钱　香附　山楂各
一钱半　青皮姜汁炒　木香各五分　砂仁八分　木通七分

空心服。

妇人遍身骨节痛如杖如刺，皆劳苦或痰湿风气所致。

当归三钱　白芍酒炒，二钱　川芎　秦艽　香附　杜仲
牛膝　川断各一钱　羌活三分　乌药七分　甘草五分

甚加没药一钱，研调服。

心气痛，二陈汤加紫苏、厚朴、草蔻、山栀、青皮、
枳实、香附、砂仁。心腹气痛用香附，将醋一盏，水二
盏，浸二日夜，第三日用醋浸一夜，炒略焦黑，良姜如前
制，各为细末，另收贮。如因寒起，良姜末二匙，香附末
一匙。因气起，附多姜少。若寒与气兼，姜、附等分，俱
热酒下。

## 又玄夔方

陈皮八分　甘草六分　玄胡　草蔻　乌药　山楂酒炒
山栀炒黑　半夏姜汁炒　香附童便炒　枳壳　蚶子壳醋炙三次，
酒炙三次。各一钱　青皮　没药各八分　黑豆二十粒

**又方**

菖蒲　干姜　苍术　小茴　良姜

一妇时常头晕。

蜜芪五分　人参　赤茯　神曲各一钱　半夏一钱五分
黑姜　天麻　陈皮各五分　白术　桂炒　芍各七分　青皮
二分

忌煎炒。

一妇嗽后腰痛不可转移。

人参　杜仲　故纸　半夏各一钱　陈皮　茯苓各七分
牛膝　紫苏各五分　五味子十一粒　肉桂三分　煨姜

一妇去多劳怒，二月前发疟虽愈，元气未复。至十一
月，寒热无时，咳嗽多，内热甚，小腹痛，大腹亦痛，
无汗。

人参　半夏　桂　芍各一钱　甘草　陈皮　柴胡　干
姜各五分　干葛　赤茯各七分　五味子九粒　青皮　木香各二
分　吴萸一分

姜枣煎服。

一妇善劳怒，胸前有气块如盘，二尺脉弱。

陈皮　半夏　赤茯各一钱　甘草　草蔻　良姜　人参各
五分　紫苏七分　沉香磨，二分　干姜三分

老妇消痰止嗽。

陈皮二钱半　半夏　川芎各一钱　紫苏　前胡　炙草各
七分　干姜五分　五味三分

一妇病善食，食后不消腹痛。一医用理中汤，火反上炎，嗳冷气。此中焦有寒，丹田无火，火在胃脘，故能食。脾虚故食不消作痛。理中固中焦之气，火不归原故炎上，下焦无火，肾水泛上故嗳冷气。用熟地入肾安定肾水，茯苓、山药补脾渗湿，小茴行下焦之滞，沉香降火入命门，用参以补元气，甘草以和脾胃，当归润阳明之燥，则水火相济，各安其部，而无炎上泛溢之虞，脾胃相和而无不消之患，故遂愈。火在土上故食运化，火在土下故食不消。

一妇遍身筋骨皮肤胀紧，头脚俱肿胀，痛不可当，寒热无度，六脉沉细。阳病见阴脉，因忧郁起。用温肺汤加用川芎、蔓荆、柴胡以散肝邪，乌药、赤茯、苡仁以利湿痰。二服吐痰三四碗而愈，再加人参一服。

一妇生子不育，经行常先期三日，性急。用补中益气汤使气旺得以卫血，加肉桂、白芍以平肝木。盖木得桂而柔，白芍泻肝气，二物所以治性急也。

一妇病后转疟，寒多热少，六脉无力，二尺更弱，以黄芪建中汤。

黄芪七分　人参　白芍　赤茯各一钱　甘草　半夏　柴胡各五分　黄芩三分　丁香三粒　姜　枣

一剂不愈，用药截之再理。

阴户四弦朽烂，收生手伤内脏，服泽兰丸。泽兰叶半斤捣为丸，将油纸包入阴户内，去纸令生肌肉。如此数次，再服泽兰丸，酒煎服四钱，益母草为丸服佳。

夫妇交合阴户痛，地榆煮酒服有效。

阴户生疮，诸药不效，名小肠风，用洗药。

木通　藁本　枳壳　管仲　白芷　甘松　荆芥穗　薄荷等分切细，临用撮一把

水煎二碗，再加皮硝三钱，时洗三五次，大效。久则变菌，痒极，要自死生痈疽，毒愈疮仍在，此方用过神效。

阴户生菌，宜大补气血。

人参　芍药　白芷　当归等分　甘草减半　蜈蚣十条

连年作痛，痒不可忍，其病是虫。用鸡腿入阴户，或烧猪肝纳入，虫出痒止痛除，而痛不除，无前方必不痊。

阴户生疮名天马疮，鲫鱼捣汁涂愈。又疮痒不可当，以桃叶捣烂纳阴户，时换之。

**又方**　蛇床子煎汤洗，挹干，用梓树皮为末，枯矾四分之一，麝香少许揼上。若阴户肿痛，葱白、乳香捣烂，贴患处即愈。

中脘停痰，汪洋嘈杂，口中清水，胁肋急振，不欲饮食等症。旋覆花、半夏除湿痰，陈皮升气散痰，人参补气，赤茯利水使痰液下渗，桔梗开气于上除胁胀，细辛散热火以除嘈杂，白芍抑肝清脾，官桂通畅血脉除胁胀，姜水煎。寒痰湿痰宜服，热痰不宜。

# 潮　热

潮热之症，有阴阳之分。平旦潮热，自寅至申，行阳二十五度。诸阳用事，热在行阳之分，肺气主之，宜白虎汤泻肺中之火；自申至寅，行阴二十五度，热在行阴之分，肝气主之，用地骨皮以泻血中之火。盖骨皮泻肾火，揔①治热在外。丹皮泻心包之火，治无汗之骨蒸，又能泻阴中伏火，四物汤加此二味屡效。若气虚潮热，用人参、黄芪、甘草，甚者加附子五分，二三服即效，盖甘温能除大热也。血虚发热，四物汤加柴胡、防风、骨皮，极效。

## 师尼寡妇寒热

论曰：师尼寡妇，别制药方。盖为独阴无阳，致血气交争，乍寒乍热似疟，或腰背寒热而作痛，其肝脉出于寸口是其症也。若室女出嫁愆期亦然。盖男子精盛则思欲，女子血胜以怀胎，此天地自然之理也。治以小柴胡汤加生地，久而血虚佐以四物汤；兼怒动肝火而寒者，佐以加味逍遥散；如亏损肝经而寒热者，佐以八物汤；兼亏损元气而寒热者②，佐以补中益气汤；兼郁伤脾气而寒热者，佐以归脾汤。

---

① 揔（zǒng 总）：古同“总”。
② 寒热者：原作“者寒热”，据文义乙正。

**抑阴丸** 治寡妇思欲不遂，寒热如疟。用柴胡泄肝以平火，黄芩泄肺中之火，各用五钱；赤芍一两泄小肠之火；秦艽三钱以去热；生地一两以凉血而泄心胃之火。欲者，火也。诸药以清火，则欲火潜消矣。为末，蜜丸桐子大，每服三十丸，乌梅汤下。

## 附记名言

若问女子何因，尺中不绝，胎脉方真。妇人有孕，则血不行，经闭亦不行，二者须于尺脉辨之，或绝或止，皆经闭也，不绝不止，有孕可知。

# 校注后记

　　《秘传女科》仅存清光绪四年（1878）刻本，且复本很少，现藏于上海中医药大学图书馆、安徽中医药大学图书馆和安徽省图书馆。该书正文首页题为："秘传女科，沙城周震（慎斋）著，濑水周之干松坡等校"；封面题为"周慎斋女科"；牌记题为"慎斋女科"；目录题为"周慎斋秘传女科"。根据古籍书名以正文前所题为正式书名之原则，确定本书书名为《秘传女科》。

## 一、作者考证

　　《中国医籍通考》（严世芸主编）在《慎斋秘传女科》（即《秘传女科》）的介绍中指出："周慎斋，名子干，明太平人。此书题为沙城周震慎斋著，未知其何据。且其序又题为光绪间周之干所著，其名又与慎斋近似，岂巧合哉？慎斋医书原未闻有《幼科指南》《秘传女科》问世。序中仅含糊其说，且其出甚晚，故疑为所托伪书也。"为此，考证如下：

　　《中国医籍续考》（刘时觉编撰）在《慎斋秘传女科》条下的按语中认为："此子干字松坡，序中提及慎斋，则非自托于慎斋明亦。且慎斋非周震，亦非沙城人，则有异于明之慎斋，或人之名近于慎斋欤？"指出了周震、周慎斋是姓相同，字和号混淆的两个医家。

《中医辞典》记载:"周震,明末医学家。字慎斋。沙城(今河北张北)人。著有《幼科医学指南》(一作《幼科指南》)四卷、《秘传女科》两卷。""周之干,明代医学家(约 1508—1586)。号慎斋。宛陵(今安徽宣城)人。中年因病自习医学,潜心研究《内经》,私淑张从正、李杲,参以刘完素,后又就正于薛己之门,问难数月,豁然贯通。精通脉学,擅长于内伤证治。著《周慎斋三书》《脉法解》,又有门人记录并由后人整理之《周慎斋遗书》《慎斋医案》等传世。弟子有查了吾、胡慎柔等。"

《中国中医古籍总目》(薛清录编)把周震(字慎斋)与周之干(号慎斋)的著作分别著录,可见也是作为两个不同作者处理的。

《中国医学大辞典》(谢观编)也把周震(字慎斋)与周之干(号慎斋)作为不同作者排列,周震名下的著作有《幼科医学指南》(又名《幼科指南》,成书于 1789年)和《幼科大成》(又名《幼科四种》,成书年代不详),但未见有《秘传女科》记载;周之干名下的著作有《周慎斋医书》《慎斋遗书》《周慎斋三书》三种,及不著撰人的《周慎斋先生经验秘传》和清陈嘉璡编注的《医学精粹》(又名《医家秘奥》),收有周之干的《脉法解》《慎斋三书》)。

综上所述可以确证:

周之干是明代比较著名的医学家,他精究医理,提出

"人身以阳气为主，用药以扶阳为先"的学术主张，创立了"以脾肾为中心的脏腑病机理论"，且注重辨证，擅长内伤虚损调理。有"自明以来，江南言医者类周慎斋"（《本草钩玄》）之誉。

周震是明末清初的医家，他临证经验丰富，尤精于儿科和妇科。他的《幼科医学指南》一书自1789年刊出后，到民国已有17个版本，几乎每隔十年就被翻刻（翻印）一次。如果没有很大的临床应用价值，不会有这么持久的需求。至于他的《秘传女科》为什么一直到清光绪初才有刻本，我们从校刻者的序中可基本找到答案。其序称："往岁，同人刻慎斋先生《幼科指南》，博雅君子颇许为善。今复得其女科，旧未刊版……思重刊之而力未逮，友人葛君容轩暨弟玉峰、沈君研香、史君次山，以此书之有济于世也，咸乐捐资以成其事。或谓予曰：子不业医而好刻医书，毋乃多事乎？予曰：习见之书，一览辄怠，凡有新书，譬如初游名胜，必欣然周历，倍觉爽心。况良医济世，良医之书秘而不传，忍乎哉？"

## 二、学术思想探讨

本书系周震妇科临证经验之总结。全书2卷，内容涉及妇科经、带、胎、产诸症治疗，重点论述了产后众多病证的理、法、方、药。书中对每种病证先论述生理及病机，次则细述其中变化及证治，最后详列验方。全书阐述透彻，辨证施治既有灵活性，又不离原则。并收集创制了许多验方，补充了前人的不足。学术思想概括为以下几个方面：

1. 纲举目张，条分缕析

每种疾病先有总纲论其病因病机、脏腑气血所主，以对该病有一总体认识。次则详述其中变化及证治，予以进一步说明。尤其值得称道的是对所用药物都简要地突出其特点，并介绍不同目的炮制方法和配伍方法，每种疾病后附有不同证治的主方及加减方，并附有医案。

2. 审证求因，治病求本

周震治疗经验丰富，治病善于求本，审证则注重求因。书中各病治例及"产后摘奇秘诀""产后类伤寒三阳症""产后气短似喘""产后症类中风"等篇中于此均有精彩论述。如产后病多虚实夹杂，但主要矛盾还是以虚为主，因此治疗也以补益为主。如对产后类中风证的治疗，认为"大抵产后血气暴竭，百骸少血荣养，卒尔口噤牙紧，手足挛搐，症类中风，又类痉症。虽虚火泛上有痰，当以末治，毋执偏门而治风消痰以重其虚也。盖使经络动荡，任脉流通，则经脉强劲流利矣。"正如作者自述："凡产后虚症及老年虚弱此三症，医者当重本而缓末也。"

3. 胎前产后，尤重气血

胎前产后疾病多种多样，病因有寒热虚实、气血痰瘀等种种不同，周震尤重气血，认为"固胎要在调母，调母宜按月依经，视其气血虚实调之，庶无堕胎之恶"；"小产堕胎，皆由气血虚损，不能荣养胎元而堕，如枝枯则叶落，藤痿则花堕"；"产后调理，养血大补为主，虽有杂症，亦末治之"；"凡病起于气血衰，脾胃虚，况产妇脾胃血气虚衰尤甚，以丹溪先生论产后当以大补气血为先，虽有他症，以末治之"；"大抵产后晕厥二症相类，皆由气血并竭，神将去而机将息"。在遣方用药中又并非专事补益，而是行中带补，滋中兼化。如产后多用生化汤加减，方中所用芎、归、桃仁三品善破旧生新，并佐以炒黑干姜、炙甘草，以引三品入肺腑，生血利气。五味共方，则行中有补，化中有生，实产后之圣药。这些都充分体现了周震在胎前产后疾病中尤重气血的治疗特色。

# 总 书 目

I

## 本　草

## 方　书

卫生编

袖珍方

仁术便览

古方汇精

圣济总录

众妙仙方

李氏医鉴

医方丛话

医方约说

医方便览

乾坤生意

悬袖便方

救急易方

程氏释方

集古良方

摄生总论

辨症良方

活人心法（朱权）

卫生家宝方

寿世简便集

医方大成论

医方考绳愆

鸡峰普济方

饲鹤亭集方

临症经验方

思济堂方书

济世碎金方

揣摩有得集

亟斋急应奇方

乾坤生意秘韫

简易普济良方

内外验方秘传

名方类证医书大全

新编南北经验医方大成

## 临证综合

医级

医悟

丹台玉案

玉机辨症

古今医诗

本草权度

弄丸心法

医林绳墨

医学碎金

医学粹精

医宗备要

医宗宝镜

医宗撮精

医经小学

医垒元戎

医家四要

证治要义

松厓医径

扁鹊心书

素仙简要

慎斋遗书

折肱漫录

丹溪心法附余

叶氏女科证治

妇科秘兰全书

宋氏女科撮要

茅氏女科秘方

节斋公胎产医案

秘传内府经验女科

外科百效全书

外科活人定本

外科秘授著要

疮疡经验全书

外科心法真验指掌

片石居疡科治法辑要

## 儿　科

婴儿论

幼科折衷

幼科指归

全幼心鉴

保婴全方

保婴撮要

活幼口议

活幼心书

小儿病源方论

幼科医学指南

痘疹活幼心法

新刻幼科百效全书

补要袖珍小儿方论

儿科推拿摘要辨症指南

## 外　科

大河外科

外科真诠

枕藏外科

外科明隐集

外科集验方

外证医案汇编

## 伤　科

伤科方书

接骨全书

跌打大全

全身骨图考正

## 眼　科

目经大成

目科捷径

眼科启明

眼科要旨

眼科阐微

眼科集成

眼科纂要

银海指南

明目神验方

银海精微补

医理折衷目科

证治准绳眼科

鸿飞集论眼科

眼科开光易简秘本

眼科正宗原机启微